不同的世界 | 不同的梦想
日 常 生 活 批 判 系 列

Best Care Anywhere
Why VA Health Care Is Better Than Yours

最好的医疗模式
公立医院改革的美国版解决方案

原著：菲利普·朗曼　原序：蒂莫西·诺亚
中译本序：韩启德　主译：李玲　徐进
合译：何煜　张惺惺　姜雪　校译：何煜

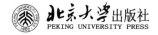

北京市版权局著作权合同登记　图字 01-2010-2091 号
图书在版编目(CIP)数据

最好的医疗模式：公立医院改革的美国版解决方案/(美)朗曼(Longman,P.)著；李玲等译. —北京：北京大学出版社，2011.2
(培文书系·日常生活批判系列)
ISBN 978-7-301-18393-9

Ⅰ.①最… Ⅱ.①朗… ②李… Ⅲ.①医疗保健事业-研究-美国 Ⅳ.①R199.712

中国版本图书馆 CIP 数据核字(2011)第 001787 号

Best Care Anywhere: Why VA Health Care Is Better Than Yours
© 2007 by PHILLIP LONGMAN
Simplified Chinese edition © Peking University Press Ltd. 2011

书　　　名：	最好的医疗模式——公立医院改革的美国版解决方案
著作责任者：	〔美〕菲利普·朗曼　著　李　玲　徐　进　等译
责任编辑：	梁　勇
标准书号：	ISBN 978-7-301-18393-9/C·0644
出版发行：	北京大学出版社
地　　址：	北京市海淀区成府路 205 号　100871
网　　址：	http://www.pup.cn
电　　话：	邮购部 62752015　发行部 62750672　编辑部 62750112
	出版部 62754962
电子邮箱：	pw@pup.pku.edu.cn
印　刷　者：	三河市欣欣印刷有限公司
经　销　者：	新华书店
	650 毫米×980 毫米　16 开本　12 印张　115 千字
	2011 年 2 月第 1 版　2011 年 2 月第 1 次印刷
定　　价：	27.00 元

未经许可，不得以任何方式复制或抄袭本书之部分或全部内容。
版权所有，侵权必究
举报电话：010-62752024　电子邮箱：fd@pup.pku.edu.cn

英文版序

蒂莫西·诺亚（Timothy Noah）

在美国，老年人有医疗照顾计划（Medicare），穷人有医疗补助计划（Medicaid），退伍军人有退伍军人事务部（the Veterans Adminstration）提供的医疗保障。该不该将他们所享受的社会化医疗保障①扩展到全体国民，这是当前美国最重要的国内政策问题。但关于这个问题的讨论却迟迟未能开始，并不是人们对医疗保障全面覆盖本身价值的认识存在分歧，而是另有原因。

其一，逻辑上本该是医疗国有化倡导者的民主党，却畏首畏尾，因为上一次触碰这个问题时引发的政治灾难直到现在还让他们心有余悸。1994年，民主党在众议院选举中遭到惨败。此后，很多人把这笔账算在了当时的第一夫人希拉里·克林顿

---

① 译注：美国人所说的"社会化医疗保障"通常指的是由政府筹资的医疗服务。

(Hillary Clinton)所主张的医改方案头上。尽管"希拉里医改"并不是要让联邦政府为每个人的医疗费用买单,但由于人们普遍感觉该方案太过复杂,民主党人"一朝被蛇咬,十年怕井绳",再也不敢考虑对美国人获取医疗服务的方式进行任何大刀阔斧的改革。

其二,目前不论是民主党还是共和党,都认为像医疗这么复杂、这么关键的行业,政府永远办不好。在过去1/4个世纪的政治气候中,谁要是对此提出异议,就等于将自己排除在政治主流之外。与此同时,悄然积累着的证据却表明,美国最好的医疗模式恰恰是最纯粹的社会主义模式。

本书通过严谨的研究和紧凑的论证,讲述了一个政府如何在资本主义失败的地方取得成功的故事。作者菲利普·朗曼是美国经济领域最具天赋的新闻记者之一。他造诣深厚,不但擅长一线情况的报道,学术研究和分析能力也十分了得。不过,朗曼并不是主张挥霍无度的自由主义者,他因描写政府浪费钱给中产阶级提供补贴及其如何对经济造成扭曲而成名(曾写过《回归节俭》)。《最好的医疗模式》来自他为完成一份杂志的约稿所做的研究,他最初的想法其实是批评美国政府举办医疗服务的高成本和低效率。然而,反复的研究肯定了退伍军人医院的医疗质量,而它恰恰是政府出钱、政府运作的。于是,朗曼抛开了成见,接受了事实,正如所有优秀的记者一样。

退伍军人医院究竟为什么能比其他医院做得好呢?根据朗曼的解释,主要有三个原因。首先,他们更关注长期。在私立医疗保险计划里,病人总是不断更换保险公司,要么是他们自己改换工作,要么是他们的工作单位决定和另一个(这里的"另一个"可以理解为"出价更低的")保险公司签约。而退伍军人事务所(the Department of Veterans Affairs,以下简称 VA)就很不一样,病人与 VA 的关系持续一生,因此 VA 只要提高病人长期享受健康的几率就能省钱。其次,VA 医生的收入来自工资,想象不出来他们有什么强烈的经济上的动机让病人接受本可避免的临床治疗,而正是这些过度的治疗产生了大量负面的健康结果。最后,VA 最大的优势在于采用了美国几乎其他所有行业都在使用的现代化信息技术——相比之下,医疗行业整体对信息化很抵触。

多年以前,朗曼的夫人罗宾(Robin)病重,夫妇俩在医院里呆了很长时间。这是他第一次切身体会到医疗行业的弊病。几年以后,我也有了类似的经历。我的妻子马乔里(Marjorie)被诊断为癌症第四期。幸好我们家底还可以,老板也都非常慷慨、非常体谅,我们把大部分时间用于马乔里的疾病。

然而,大量的精力并没有用在休养、看病和陪护上,而是在获取信息和传递信息的过程中消耗掉了。不要小看这个过程,从一个来源获取信息并转送到下一站去可不是一件省心的事。我们发现,花了很多钱做出来的验血结果竟然有 50% 的概率就搁在一叠传真文件中间,而进不到马乔里的病历档案里去。后来,我们也养成了习惯,每次做检查都会让检验室把结果通过传真发一份到家里。CT 扫描的底片也有 30% 的概率会因为归档错误而永远丢失(常常是读片的大夫弄丢的)。所以每次马乔里做CT扫描,我都会带个本子做好记录,当场还要另买一张CT片自己保存。我常常想:如果没有时间、没有耐心、没有钱来整理和复制这些数据和文件的话,又会发生什么呢?就算是如此求爷爷告奶奶,又是传真又是跑医院的底片档案室,在一些非常紧要的关头,还是有部分信息我们无法及时拿到并提供给医生。有时候,医生们甚至要在相关资料不全的情况下做出临床决定。马乔里所患的是不治之症,治愈彻底无望,也就是说无论这些决定正确与否都不太可能改变她最终在2005年离我而去的结果。但对大多数患者来说,情况却并非如此。

信息不能从甲处传送到乙处只是计算机技术层面的问题,很容易解决。医院之所以不愿做医疗档案电子化,主要是因为他们缺少这笔资金。对单个病人而言,尤其是在预防和管理长期病患(如糖尿病)方面,电子病历的好处显而易见。但由于病人总是没几年就换一家保险公司,单个保险公司几乎没有任何财务激励来投资电子病历等技术,因为这么做只能让竞争对手获得更大利润。

布什政府推动医院信息化可谓是不遗余力,但其增强医疗行业竞争性和市场化程度的执政理念却与之格格不入。新实行的只能用于支付医疗费用的免税账户——"健康储蓄账户"就是个很好的例子。《新英格兰医学杂志》前主编阿诺德·雷尔曼(Arnold Relman)曾说过,我们给予个人购买医疗保险计划的自由度越大,市场就会越有效率地惩罚那些健康状况差的人:

"健康年轻的家庭会选择保费最低、起伏线尽可能高的保险计划;健康有问题的人则被迫选择起伏线尽可能低、保费相对较高的保险计划。这样,后者的保费和自付费用就会螺旋式地上升,因为病得越重的保险受益人对医疗服务的使用率越高。于是,越需要保险的人越买不起保险。如此下去,保险最重要的价值——凭借巨大人口基数分担风险——就不复存在了。"[1]

不管医院自己能消化多少成本,他们手头能拿来做信息化的钱只会比现在更少。

对政府掌握医疗行业控制权的主要担心在于,一旦老百姓看病不用自己掏腰包,他们就会成为永不满足的消费者。很多经济学家认为这种情况已经出现了,在健康保险公司提供的第三方付费的鼓励下,疫苗接种、牙科服务和每年的体检都已经过量了(引自《呈送总统的2004年经济年度报告》)。然而,保罗·克鲁格曼(Paul Krugman)和罗宾·威尔斯(Robin Wells)最近在《纽约书评》上指出,驱动天价医疗费用的并不是口腔预防卫生,而是像罗宾和马乔里一样的重病患者所接受的医疗服务[2]。克鲁格曼和威尔斯写道:

"思考医疗费用问题的时候,想到的不应该是因为喉咙痛去找家庭医生,而是冠脉搭桥手术、透析和化疗。没有人建议实施一项靠个人自掏腰包支付巨额的医疗费用(比如化疗费用)的消费者主导型医疗服务计划。这意味着,消费者主导的医疗模式并不能促使人们为这些消耗大部分医疗费用的治疗项目储蓄。"[3]

朗曼在您将要读的这本书中证明,被很多市场派经济学者视为浪费钱(短期)的常规性就医实际上是在给医疗体系省钱(长期)。我们之所以一直没能认识到这一点,是因为私立健康保险公司和私立医院完全不关心长期,这是体制因素决定的。因此,我们真正需要做的其实是设法让私立医院在体制上向 VA 医院看齐。就连布什总统也承认(以其标志性的笨嘴拙舌):"VA 的优势在于,所有的管理者都一样,穿着统一的服装,为同一个组织工作。"不过,总统大人不愿意思考这对市场主导的医疗体制意味着什么。现在该我们自己操操心了。

目 录

导 言 /1

 契约奴隶 /5

 医疗行业进步的速度不断下降 /7

 美国医疗行业的黑马 /15

第一章 最好的医疗模式 /18

 医疗行业的丰田 /22

 重要的启示 /25

第二章 触底 /28

 墨守常规者与碌碌无为者 /30

 背弃的诺言 /34

 铁三角 /37

第三章 "安全帽"大反攻 /39
　　办公室格子间的斗争 /42
　　"地下铁路" /46
　　提前赶上老龄浪潮 /48

第四章 体验 VistA /52
　　笔记本电脑上的医疗 /54
　　为科学连线 /58

第五章 凯泽革命 /61
　　进入肯尼思·凯泽时代 /63
　　规模调整 /69
　　实惠药 /72

第六章 安全第一 /75
　　完全披露 /78
　　"挑战者"号航天飞机的启示 /81
　　璀璨的明星 /85

第七章 谁关心医疗质量？ /87
　　好医没好报 /89
　　漠不关心的雇主 /95
　　不完全信息 /98

第八章 过犹不及 /102
　　美国最差的医院 /104
　　罗默法则 /107
　　HMO 为何失败？ /112

第九章　作战计划　/119

　　拥军　/120

　　暗伤　/123

　　家庭医疗　/125

第十章　健康一生　/129

　　燎原　/133

　　谁来付钱？　/137

　　洪水、病菌和炸弹　/139

　　治理　/141

　　医生的角度　/142

　　这对你意味着什么？　/145

后　记　/148

注　释　/157

译者的话　/169

导　言

几年前的一天中午,几位《财富》杂志的编辑在纽约设宴款待我,餐桌上我们谈得很深入。末了,他们交给我一项任务,让我自由完成,这虽是个美差,却绝非易事。简单说来,我的使命就是寻找能够拯救美国医疗体系的人,并用精炼平实的语言为美国商界精英写一篇"必读"故事。当时《财富》预想中的拯救者是一位活力四射、神通广大的首席执行官,一位医疗行业不朽神话的缔造者,就像当年英特尔的安德鲁·格罗夫(Andrew Grove),通用电气的杰克·韦尔奇(Jack Welsh)一样的人物。

怀着满心的惶恐,也带着极大的兴趣和热情,我接受了约稿。之所以如此,主要是因为个人的缘故。五年前,乳腺癌把我妻子罗宾从我身旁夺走。关于她的死,我从来没有埋怨过医生。但从她被确诊为癌症到离开人世的10个月之间,医疗离我不再遥远、不再抽象。美国的医疗体制到底是怎么运转的呢？或者说，美国的医疗体制总是运转失灵的原因何在呢？这些问题困扰着我，我再也无法置身其外。

罗宾是在著名的隆巴尔迪癌症中心（Lombardi Cancer Center）接受治疗的。隆巴尔迪中心是乔治敦大学（Georgetown University）附属医院的一部分，坐落在华盛顿哥伦比亚特区西北部，附近的消费水平颇高。每当我和她一起走进隆巴尔迪中心时，都要先穿过富丽堂皇的大堂。大堂里摆着个画架，架上是《美国新闻和世界报道杂志》近期封面的放大图，封面是全美最佳癌症治疗中心的排行榜，而隆巴尔迪癌症中心赫然名列前茅。这给了我们极大的安慰，因为当时我正好在《美国新闻》工作，而且非常敬重负责做这项年度排行的团队。

我和罗宾有"金牌保险"，想看哪个医生（包括专科医生）都可以，完全不受限制。而且隆巴尔迪世界级的治疗设施离我们住的地方很近，开车非常方便。我记得特别清楚，罗宾曾经感叹：我们没有为了省钱而选择健康维护组织（HMO）实在是上天的恩惠。不幸中的恩典，让我们感到一丝欣慰，一线希望。

但随着在隆巴尔迪中心和乔治敦大学医院呆的时间越长，我越发对他们处理细节的做法感到不安。那次罗宾做乳腺肿块切除，她醒来的第一时间我没有在身边给以支持和安慰，而只能在事后向她尽力解释原委。事实的真相让我们都觉得不可思议，当时我在医院到处打听罗宾在哪里，问得要疯了居然没有一个人能回答我。我曾以为，所有的医院都在使用很先进的信息技术系统来监控每位病人的位置和健康状况，美国首都名牌大学所属的著名医院更是不在话下。事实证明，我错了。

同样让我感到震惊的是，给罗宾治病的医生很多，但他们之间很少沟通，而且对最新检查结果竟然也不甚了解。例如，罗宾"团队"的一次会诊让我们尝到了精神崩溃的滋味。起初，医生们非常乐观地讨论怎么给她做乳房重建手术。看来肿块切除做得很成功，而且化疗也控制住了癌细胞，我们都感到非常惊喜。但随着会议的进行，有一位医生显得坐立不安起来。最后他问了一句：有没有人看过最近的肝脏扫描结果？话音未落，会诊的团队立刻作鸟兽散，只留下罗宾和我在空荡荡的检查室里苦苦等待。过了三四十分钟后，一位面目冷酷的肿瘤科大夫终于回来了。癌细胞已经扩散入肝，病情可能已经到了终末期。

前面说过，我不认为罗宾的死是医生的错，但我心中却开始对他们背后的这套体制产生疑惑。所有参与治疗的医生都取得了很高的资格认证，而且大多数也富有同情心，但似乎没几个人关心信息的管理和治疗的协调。这就好像是在你进入某航空公司的登机口时，有人告诉你：这家航空公司不知道飞机在哪里，找不到旅客名单，也不能确定这架飞机有没有通过最近一次检修。从头到尾，罗宾的病历和检查结果似乎总是散落在不同科室保存的各种纸质文件中间，没发现有哪位医生在承担驾驶员的角色，"空中交通管制"就更不用提了。

尽管我努力克制，罗宾治病的经历还是在我的脑海中引发了一连串令人不安的疑问：负责质量控制的人在哪里？为什么所有事情都显得那么仓促？为什么几乎每个常规程序——就诊、检验、化疗——都要没完没了的等待,定下来的计划也会翻来覆去地改变？当罗宾得知自己大概只能再活17天,只能出院回家等死的时候,我没能给她任何宽慰。其实医生之前已经跟我们约定了最新检查结果的通告时间,但是他后来没到预定时间,也没跟我们商量,就直接把结果告诉了罗宾。她接到这封死刑判决书的时候孤身一人呆在医院,一连好几个小时没人相与倾诉。在一般的行业中,比如说航空业,如果总是晚点而且必须时常改变航班时间,那一定是操作出现了瘫痪,并且肯定有不好的事情要发生。

于是,这引出许多后勤及保障上的问题。什么时候会有人来给她换静脉注射液？我们两岁的小孩什么时候能来看望她？她被宣布为终末期之后要在医院呆多长时间？怎么安排家庭临终护理,要多少钱,钱谁付？离开医院的时候,我觉得,如果病人身边没有一位全职的支持者就不应该去医院——这个人至少要是关怀备至、冷静、精明的亲戚或朋友,最好受过医学训练,同时还拥有一个法学学位,如此才可能比较顺利地度过所有潜在的劫难。我不禁想问:美国医疗体系,或者至少是美国医疗体系的这么一个声名显赫的角落怎么会变成了这副模样？

罗宾死后不久,我在报上读到,根据美国科学院医学研究所(Institute of Medicine)发表的一篇著名的报道估计,美国每年因为医疗事故死在医院的人数高达98 000人——超过艾滋病、乳腺癌,甚至超过了死于车祸的人数,"相当于每隔一天坠毁三架大型喷气式客机,机上人员全部罹难"。[1]我震惊了,但仔细思考以后却也不觉得可疑。

契约奴隶

我之所以这么痛快地接受《财富》杂志的约稿,还有另一个原因,就是美国的医疗危机似乎终于要爆发了。早在1970年,《财富》就出了一期医疗特刊,称医疗行业已经"走到了混乱的边缘"。同年,《商业周刊》还以《六百亿美元的危机》为题,做了一篇关于美国医疗行业的封面故事。时至今日,医疗行业不仅已经形成了近两千亿美元的危机,还对美国经济和美国人对幸福的追求带来了很多间接伤害。

其中,有一种伤害的滋味千百万美国人都亲身体会过,我也不例外,那就是医疗保险合同对工作选择的束缚。罗宾确诊为癌症后不久,《美国新闻》的管理层进行了一次大调整。雇我的编辑被草草解聘,我自然也是处于权力更迭中失败的一方。结局再明白不过,我该走人了。

尽管有地方想聘我,许诺的位置也相当诱人,我却不得不留下来尽量忍受煎熬。因为当时的保险是根据罗宾生病之前的健康状况办理的,一旦换了工作,这份保险可能也就不复存在了,我冒不起这个险。幸而我在最艰难的时候保住了工作,我对所有的这一切至今还充满感激。不过这个经历也让我深切体会到,有许许多多美国人年复一年被困在原地——不能创业、不能上学、甚至拿不出时间照顾自己的家人——仅仅是因为医疗体制的筹资方式。

当然,我也体会到了那些使我们的医疗体系变得不可持续的趋势。罗宾过世前两年,我们生了一个儿子。他是早产儿,出生时体重只有2磅。萨瑞索塔纪念医院(Sarasota Memorial Hospital)的医生和护士成功地保住了他的生命,我当时满是惊喜和感激。不过,他在新生儿重症监护室的60天里,我也了解到有一些早产儿的父母就因为没有医疗保险,丢了房子,面临破产,孩子最终还不一定能活下来。从那以后,我接触到的类似悲剧有增无减。

医疗费用上涨的速度每年都超过了经济增长的速度,结果既确定无疑又令人沮丧。眼看着,千百万工人被迫放弃加薪,而且就算有集体保险,他们承受的医疗负担也越来越重;眼看着,没有保险的人群队伍年年都在扩大,医疗费用已经成为个人破产的首要原因[2];眼看着,像通用汽车一样曾经不可一世的大型企业因为职工医疗保险负担过重而资不抵债,被迫裁员或停产;眼看着,为了应对公费医疗服务费用的爆炸性增长,州政府和地方政府不断加税,联邦政府进一步债台高筑。

当这一切发生时,我们这一代在"婴儿潮"时期出生的人还没有进入老年,还没有开始体验衰老带来的虚弱和慢性病的困扰。仅是医疗照顾计划和医疗补助计划两项的费用测算就显示:"婴儿潮"出生的人全部去世之前,即使这两个计划的费用增长速度低于历史平均水平,也将消耗掉超过20%的国内生产总值(GDP),相当于今天联邦政府所有支出在GDP中所占的比重[3]。

医疗行业进步的速度不断下降

我之所以很愿意接受《财富》的任务的决定性原因是,罗宾去世后不久,我在阅读美国联邦储备的一份研究报告时,偶然发现了一个鲜为人知而又触目惊心的事实。想得越多,我就越觉得恐怖和不可思议。这份报告研究的问题是:不同时代的美国人平均要工作多长时间才能买得起各种大额消费品。

以汽车为例,在1955年,工人平均要工作1 638个小时才能买一辆全新的福特菲兰(Fairlane)型汽车。到1997年,一辆全新的福特金牛只要工作满1 365个小时就能买得起,而且还比福特菲兰多了不少标准配备,包括空调、安全气囊、恒速操纵器、电动升降车窗、动力方向盘、动力刹车器,油耗也低得多。根据这项研究,类似的实际价格降低而质量反而提高的趋势对美国经济中基本上所有的大额消费品都成立[4]。

那么医疗费用的情况又如何呢?这项研究中并没有考虑。我就自己动手算了算。经过简单的计算得出的结果既令人胆寒又发人深省。如果你想知道为什么美国人均GDP每年都在增长,但是大多数美国人却并不觉得自己手头越来越宽裕,那么医疗费用就是一个主要的因素。

举个例子,让我们回到1964年。那时候,大多数美国人觉得自己能算得上富裕,郊区开始蓬勃发展,美国青年中成为"全家第一个大学生"的人数也创造了新的历史记录,知识分子抱怨的是"富足社会"带来的痛苦。可是当时的工人平均每小时只能挣2.35美元。这是怎么回事呢?不能随便地说当时的一美元比现在好用,因为我们刚刚看到包括汽车在内几乎所有消费品的真实价格在那以后都下降了。不过,有一个解释是现成的:尽管20世纪60年代的工人要工作更长时间才能买得起电视、汽车或飞机票,他们却根本不需要为支付医疗费用而工作。

当年,美国人均医疗费用为197美元。也就是说,普通工人只要工作78小时,相当于一份全职工作干到一月的第二个工作周,就能交得起一年的人均医疗费用(其中包括所有的儿童和退休人员)。到了2004年,虽然除医疗以外各行业的生产率都有了很大的提高,工人却平均要工作390小时才能负担得起已经突破了6 200美元的人均医疗费用。换句话说,在这一年,普通的美国人每周如果工作40个小时,要到三月中旬才能弥补被医疗行业吃掉的那部分劳动果实。

按照当前的工资和医疗费用趋势测算,到2054年普通的美国工人每年要工作2 970个小时才能供得起医疗费用。也就是说,至少要每天工作8小时,从1月到12月天天工作,而医疗之外的生活需要还要通过别的努力赚钱满足。很明显,所谓的富足社会就此荡然无存,我们必须做出一些巨大的牺牲。

如果再仔细想一想,情况其实更糟糕。1964年美国人只花197美元得到的医疗服务是什么样的?有些人可能不了解那个年代的情况,其实当时的医疗条件远非落后状态。我清楚地记得小时候我外公曾经说过,在60年代中期的时候,医疗越来越复杂难懂,节奏也越来越快,他逐渐感到心有余而力不足,再继续行医就有悖医德了。他是1927年从密歇根大学(University of Michigan)医学院毕业的。他们这批医学生接受过非常严谨的训练,竞争性很强,而且科学基础也很扎实,所以他毕业后成为了一位杰出的医生。但到了60年代中期,他就觉得自己已经落伍了。

那时候能做的手术包括心脏手术、起搏器植入、神经手术治疗帕金森氏症和其他神经系统手术。心电图的使用非常普遍,医生早就学会使用除颤器恢复停止的心跳了。60年代,我妈妈曾患阑尾炎,一开始因为误诊生命垂危,后来纠正了诊断,切除了阑尾,很快就救回了她的生命。当时阑尾切除术就已经是常规手术了。

由于肾透析仪的使用越来越广泛,肾病的死亡率也迅速下降。麻醉也不再是简单地用乙醚让病人昏睡,而是发展到包括了局部麻醉、疼痛管理、复苏、氧气疗法等等,大手术后恢复期的病人还用上了呼吸机以避免肺部并发症。小儿麻痹症的疫苗已经研制完成,结核病和曾经恐怖的儿童杀手白喉和百日咳都已经基本消灭。在"神药"如盘尼西林(青霉素)和其他新型抗生素的帮助下,肺炎和其他感染性疾病的死亡率更是大大降低。

60年代,我开始上学。在我的记忆中,只有一位同学死于儿童病,没听说过有谁的父母因病去世。和今天一样,当时癌症病人接受长期化疗。实际上,这种疗法是在政府从50年代中期开始提供的经费支持下研制成功的。当时的医生没有PET扫描仪,没有MRI,但当时的X光机也基本实现了相同的目的,今天所有需要昂贵设备和受过高等训练的人员的检查那时候也都能基本满足。

当时医生的质量也非常高。代表着美国20世纪初医学水平的江湖游医早已销声匿迹。与今天的医学院教育相同,到60年代,即使是像我外公这样的老医生都接受了长期而严格的医学培训,他们在医学院至少要读四年,还有一年的毕业实习。那个年代大多数的医生也许没有电视剧里演的医学博士马库斯·韦尔比(Marcus Welby)和基尔代尔(Kildare)医生那么优秀,但民意调查却很清楚地表明,当时医疗界的领导者行风之正、水平之高广受称颂,而如今这一切早已不复存在[5]。

60年代的医院提供的服务水平已经达到了今天的平均水平,有时候甚至更高。单人和双人病房已经很普遍了。在60年代,允许病人呆在医院的时间比现在长,这当然也需要费用。尽管这些多出来的住院日在医学上并不都是必要的,但如果病人还需要输液或者还离不开高度易燃的氧气罐,医院就把病人打发回家,在当时就算是医疗事故,而这在今天却非常普遍。当时医院也不会把绝症病人送回家,守着一堆吗啡和社会工作者等死——通过罗宾的经历,我发现这基本上就是今天所谓的"临终关怀"。

罗宾去世后不久,有个在我们家附近工作的墨西哥人问我怎么两个星期都没看见我的影子。我跟他说,当时我跟母亲呆在一起,吃饭睡觉都顾不上,一边要照顾临终的罗宾,一边还要照顾年仅两岁、既难过又生气、无法忍受亲眼看着妈妈慢慢死去的小孩。这位墨西哥兄弟觉得实在难以置信,摇着头说:"在墨西哥,我们绝不会把病人送回家里等死。"

在60年代,医院通常还会提供安静安全的场所,帮酗酒者戒酒瘾、让情绪失控的人发泄——今天这些都在"门诊"的范围之内。同样,在住院部提供这些服务并不一定是最符合成本效益的选择,但就是这样的医疗体系,每年平均每个人只要花197美元,只要工作2个星期。

那么为什么今天普通的美国人每年要工作到三月中旬才能交得起医疗费呢?这些钱用到哪里去了呢?这些钱都换来了哪些健康状况的改善呢?这些问题的答案更加骇人听闻。没错,现在有不少人是依靠上一辈人时还没有的治疗手段活下来的:尤其是急救医学的治疗手段在60年代还非常有限;现在低出生体重婴儿的存活率明显提高了;许多非急需的治疗方法(比如白内障手术)不断涌现,也极大地改善了许多人的生活质量。没错,自从1965年医疗照顾计划和医疗补助计划实施以来,穷人和老年人的医疗服务保障有了极大的改善。

但对于全体居民而言,健康状况和预期寿命的提高却十分有限。上世纪60年代，医疗费用开始暴涨。实际上也正是从那时开始，人均预期寿命的增长速度就明显放缓了。1900年到1960年，人均出生预期寿命平均每年增长0.64%。1960年到2002年，增速却下降到0.24%，降幅达到40%[6]。况且，后40年预期寿命的增长主要来自广泛的社会和技术发展趋势，而不是严格意义上的医学干预。仅以四种延长寿命的常见非医疗因素为例，今天美国人吸烟的量要少得多，开的车要安全得多，工伤的危险要小得多，偶然中弹的概率也要低得多。1960年到2002年，车祸、枪支意外、工伤事故等意外伤害造成的标准化死亡率（即年龄调整的死亡率）下降了42%。对于过去一代人时间内寿命的延长，医疗有一部分功劳，但至少一半以上的增寿来自非医学因素，比如强制使用安全气囊和枪锁，大量劳动力从农场、工厂、矿场转移到危险性更小的服务部门。世界著名的流行病学专家，研究健康和长寿的决定因素的权威约翰·P.邦克（John P. Bunker）估计，20世纪50年代至今人口预期寿命延长的7年中只有50%的贡献来自医疗。

这一切都千真万确，尽管在此期间医疗费用和服务量都有了惊人的增长[7]。根据哈佛大学卫生经济学专家大卫·M.卡特勒（David M. Cutler）的研究，1960年65岁及以上的美国人在他们余生中花在医疗上的钱排除通货膨胀因素后是11 495美元。到2000年时，这一数目已经跃升至147 054美元。尽管每位老人的费用增长了11倍，实际预期寿命却只延长了1.7年[8]。按照"回报率"来算，也就是每多花1美元所获得的额外寿命，美国医疗体系的效果之差、效率之低着实是令人发指。

可能有人会说医疗费用的增长只不过是反映了人口的老龄化,老年人多了,医疗费用自然会涨。随着"婴儿潮"出生的这一代人步入老年,汹涌澎湃的老龄化浪潮的确会成为医疗需求增长的主要因素。但在过去的三四十年中,65岁以上人口所占比例的增长非常小。研究人员已经形成了广泛的共识:到目前为止,人口老龄化仍然只是驱动医疗成本的一个次要因素。例如,医疗卫生体制变革研究中心(Center for the Study of Health System Change)发现,从1990年到1995年,人口老龄化造成的费用增长仅在0.1%到0.3%之间,这主要是因为"婴儿潮"出生的人当时还相对年轻[9]。

医疗成本之所以会飞涨,主要是因为高端技术和治疗手段的应用日益密集,而其对人们健康和长寿的作用却微乎其微。美国的心脏外科医生每年要做40万台心脏搭桥手术、100万台血管成形手术——在这项手术中,医生把网状管形支架放在阻塞的动脉中撑开血管。不过最近的研究表明,接受这种手术的病人只有3%从中获益;大多数人服用阿司匹林或者廉价的β受体阻断剂效果会更好[10]。

类似的例子不一而足。多年来无数研究显示,大多数腰椎手术都不能减轻疼痛,有不少反而会使之加剧。尽管时髦的治疗方法层出不穷,我们仍然没有任何真正有效的癌症治疗手段,更别说是彻底治愈癌症了。罗宾的医生曾经建议她做骨髓移植与高剂量化疗,被我们本能地拒绝了。至今我还很庆幸当时的决定。直到90年代"现代"医学终于开始用临床试验检验疗效之前,曾有成千上万的乳腺癌患者接受了这种风行一时的手术,钱没少花,罪也没少受。最后,临床试验结果证明这种手术无效[11]。

美国人均医疗费用比其他所有国家都高,而能够体现出这些高昂费用的就是越来越多的医疗单据,以及很多无效的、不必要的、甚至是有害的治疗项目。例如,美国人平均花在看病上的钱是英国人的2倍,但英国人却能活得更长、更健康,尽管他们比我们更容易酗酒,吸烟率也跟我们不相上下。

甚至对两个国家的上层人士而言,这个规律也成立。比如,《美国医学会杂志》(*Journal of American Medical Association*)2006年发表的一项研究发现,55岁到64岁之间获得过高校文凭的美国人糖尿病患病率为9.5%,而同样年龄段获得过高校文凭的英国人糖尿病患病率则为6.1%。各个阶层的美国人肥胖率都更高,但即便是控制了这个因素,差距仍然存在,他们都比相应阶层的英国人更容易患上糖尿病、心脏病和癌症[12]。

就连很多第三世界国家的人口预期寿命都与美国的相似,而这些国家的医疗费用非常低。例如,哥斯达黎加每年人均医疗费用仅为383美元[13],而且每人拥有的医生数只有美国的一半[14]。不过,哥斯达黎加的出生预期寿命为77岁,跟美国完全一样。另外,虽然哥斯达黎加的婴儿和儿童死亡率高于美国,成年人能够活到老年而不英年早逝的几率却比美国高出非常多。美国,15岁到59岁之间死去的比例为男性13.9%,女性8.2%。

在哥斯达黎加,这一比例分别为男性12.9%,女性7.6%[15]。

美国医疗行业的黑马

于是,我很主动地接受了《财富》的任务,开始探寻美国医疗体系的弊病和拥有解药的人。起初我的假设与许多美国人(尤其是保守主义者)一样,相信市场的力量,打心眼里瞧不起政府。比如,我认为造成美国医疗危机的最大原因在于很多人看病花的主要不是自己的钱。医疗费用的暴涨难道不是医疗照顾计划和医疗补助计划实施以后出现的么,难道不是税收补贴下单位提供的医疗保险计划大量涌现造成的么?

我开始做这个项目时,还有另一个假设。这个假设同样也没有经过充分检验:就算不公平、就算没效率,美国的医疗体系在科学技术上仍然是全世界一流的。每年不是都有成千上万有钱的外国人争先恐后飞到美国来治他们国内治不了的病吗?除了老兵医院和一些长期经营不善、资金匮乏的"圣·别处"医院①以外,似乎全世界都羡慕美国的医疗体系,即使花费太高、太多人没有医疗保障。我相信,它之所以能成为世界的佼佼者,是因为"社会化"程度最低。

然而,当我遍访行家问他们在全美国哪里的医疗服务质量

---

① 译注:"圣·别处"(St. Elsewhere)是美国俚语,指为那些名牌医院不愿意接诊的病人提供服务的医院,这类医院一般没有什么钱。参见维基百科的解释:http://en.wikipedia.org/wiki/St._Elsewhere。

最高、成本效益最优、创新性最突出、科学导向性最强时,总会得到同一个答案,一个让我无法接受的答案。这个答案彻底推翻了我对医疗和医疗经济学的理解,甚至有悖于我对市场和政府的整体理解。然而专家们却不断拿出各种研究结果向我证明他们的观点,而且这些研究结果都是在经过同行评议的知名学术期刊上发表的。起初我连这些文章都不相信。如果他们的看法果真如此正确而明显,那么为什么没有几个美国人知道?为什么在全国的医改讨论中从来没有人谈起过?

话虽如此,铁一样的数据让人无法辩驳。而且我跟普通病人和医生之间的谈话,以及走访各个医疗机构的亲眼所见,无不证明这些研究结果确实符合真相。回忆起和罗宾在那段苦难中一同经历过的所有事情——治疗过程和档案记录是何等的支离破碎,追踪病人是多么的困难,保险文书的博弈要耗费多少的精力,还有最关键的,我们和给她治病的医院之间缺乏长期的关系——我终于恍然大悟。

起初,我感到很压抑,因为我的发现竟然如此违反直觉,如此有悖美国商学课程所传授的智慧,以至于我相信《财富》杂志的编辑们决对不会将这样的结果登在封面上。后来果真被我猜中,稿件被拒绝了。我们定了个彼此都接受的补偿金额,在商言商,没什么不愉快的。但在我深入思考这个发现所隐含的意义之后,一种油然而生的兴奋感彻底取代了原先的压抑。

我突然意识到,解决美国医疗危机的方案是存在的。而且如果想要看这个方案究竟是怎么回事,不需纯理论的思考,不用构建复杂的计量经济模型,不用苦苦等待技术革命,不用跑到瑞典这样遥远的国度,甚至连加拿大都不用去。

它实实在在、井井有条,而且就在美国,各州加上哥伦比亚特区和波多黎哥都有它的医院和诊所。实际上,它是美国最大的整体化医疗体系。

它旗下大多数医生在大学医院担任教职,其中有两位医生曾获得诺贝尔医学奖。它对医学的贡献包括:CT扫描仪的研制、首例人工肾、心脏起搏器的研制、首例成功的肝移植术、尼古丁贴片,以及许多先进的义肢器械(包括液压膝盖和机械手臂等等)。

它的安全记录卓越超群,对循证医学的遵循程度前所未有,健康促进与保健活动,电子病历等信息技术的应用无以伦比,也引来了医疗质量领域的专家们不绝于耳的赞颂。最后也是最令人惊奇的一点在于,它是美国唯一一个近年来费用保持稳定的医疗机构,而同时它还在创造全美国医疗质量的标杆。

现如今,虽然只有相对较小的一部分美国人(工作和生活在沿海地区的精英阶层尤其少)能够接触到它,有资格享受其服务的人更加有限,但是这种模式的存在充分说明,完全有可能让所有美国人享受到更高质、更安全、更有效的医疗服务,完全有可能只花目前医疗费用的一小部分就能实现这些改善。我们所要做的只是睁开眼睛,敞开心怀,放开头脑。

第一章
最好的医疗模式

请快速作答。看见"退伍军人医院"这几个字,你会想到什么?也许你会想起90年代早期的一条新闻:弗吉尼亚州塞勒姆VA医学中心附近发现三具腐尸。经查,这三具尸体都是病人的遗骸,其中两个病人在数月前走失,另一个病人更是在此静静地躺了15年以上。退伍军人健康管理局承认,搜寻失踪病人时"过于疏忽"。[1]

也许你会想起电影《生于七月四日》(Born on the Fourth of July)中,汤姆·克鲁斯(Tom Cruise)扮演的越战老兵在布朗克斯区(Bronx)的一家老兵医院住院的那一幕。因为在这家破旧不堪、鼠患猖獗的医院里接受简陋治疗,这位老兵变得非常偏激。不妨引用他的一句典型台词:"这鬼地方简直是个贫民窟!"

20世纪90年代中期,老兵医院的名声差到常常被很多保守派用作抨击任何"社会化医疗保障"倾向的反面例证。例如,右翼激进主义者、作家杰瑞特·B.沃尔斯坦(Jarret B. Wollstein)在抨击1994年克林顿的医改方案时警告道:"如果想知道克林顿的医改方案实施以后,你和你的孩子们所生活的美国会变成什么模样,只需要随便去一家退伍军人管理局下属的医院转转就明白了。你看到的将是肮脏的环境、短缺的物资和非常原始的治疗手段。"[2]

1994年,前国会议员、曾任退伍军人事务部律师的罗伯特·E.鲍曼(Robert E. Bauman)在为自由意志主义的加图研究所(Cato Institute)撰写的一份论证详实的政策简报中也表达了相同的观点。"VA的历史就是政府控制国有医疗垄断集团,补助医疗行业、操控医疗运作、配给医疗服务的惨痛教训"。[3]

时至今日,但凡是关于医疗体制改革的辩论,总会有信奉自由市场的保守主义者按捺不住跳出来说,老兵医院的窘况充分说明了政府干涉医疗行业的后果。[4]90年代中期,在我自己出版的一本书中也有过类似的评论。不过有一个很有意思的问题,不管是保守派还是自由派,都没有几个人能答得上来。哪些人享受的医疗服务比较好?是医疗照顾计划覆盖下能够自由选择医生的老年病人?还是只能在那些所谓环境恶劣、设备陈旧、领导官僚、员工无能的老兵医院里看病的老年退伍军人?

2003年,《新英格兰医学杂志》给出了一个答案。在该刊发表的一篇文章中,研究者采用了11个指标来比较VA系统医院和按服务项目收费的医疗照顾计划的医疗质量,发现 VA 医院的这 11 个指标全部"遥遥领先"。[5]

接着,《内科学年鉴》(Annals of Internal Medicine)2004 年发表了一项研究,将 VA 系统医院与商业化医疗保健制度治疗糖尿病人的情况进行了对比。结果,从研究采用的 7 个质量指标来看,VA 全部优于商业化医疗保健制度。[6]《内科学年鉴》还刊登了兰德公司(RAND Corporation)的一项研究,该研究显示 VA 在 294 个质量指标上的表现领先于整个医疗行业。[7]

再来看看 2006 年的一项研究,研究人员比较了 VA 系统和联邦医疗保险优先计划(Medicare Advantage Program)的老年病人预期寿命,发现后者的死亡率"显著高于"前者。[8]

奇怪的事情才刚刚开始。大型企业都渴望知道自己给员工提供的医疗福利到底怎么样。在他们的推动下,美国质量保证委员会(NCQA)采用了很多绩效指标对各个医疗保险计划进行评比。这些指标包括高血压管理效果,对循证医学标准临床操作(比如,心梗患者需要用 β 受体阻断剂)的遵循程度,等等。赢得 NCQA 认可的印章就相当于成为医疗行业的绝对标准。那么请你猜猜谁是赢家:约翰霍普金斯?梅奥诊所(Mayo Clinic)?麻省总院?都不对。在每一个科目下,VA 系统的分数都超过了得分最高的非 VA 医院。[9]

那么老兵们自己又作何感想呢?不少人会抱怨很难获得享受 VA 医疗保障的资格。政府曾许诺为未患服役相关疾病,或者未经过一系列严格经济情况调查的老兵提供医疗保障,但布什政府大概是因为意识形态上反对政府办医疗,居然违背诺言,拒绝让他们享受这些医疗福利,使得许多老兵义愤填膺。总之,这些不满指向的是 VA 系统的可及性而非医疗质量。长期以来,退伍军人团体热衷于为 VA 辩护,而且为 VA 的转变拍手叫好。用美国退伍军人协会(American Legion)退伍军人事务和康复部副主任彼得·盖顿(Peter Gayton)的话说,"VA 的医疗质量可谓卓越。"2006 年,美国退伍军人协会将以允许退伍军人用医疗照顾计划的保障项目交换 VA 的服务作为其参与立法的首要任务之一。

根据密歇根大学国家质量研究中心的调查,VA 连续六年蝉联所有医院(不论公立还是私立)消费者满意度榜首。最新的独立调查显示,83% 的 VA 病人对它们所接受的医疗服务表示满意,而医疗照顾计划和医疗补助计划的病人满意度则为 76%。[10] 快捷高效的服务是老兵们如此喜欢 VA 的原因之一。69% 的人自称能在预约时间的 20 分钟之内看上病(这种事我这辈子差不多只碰上过一次),93% 的人自称能在所希望预约日期的 30 天之内看上专科医师。[11]

非 VA 系统的专家也认为,VA 已经成为了安全性和质量方面的行业领导者。医疗保健改进研究所(Institute for Healthcare Improvement)主任、全国医疗质量泰斗唐纳德·M.贝里克(Donald M. Berwick)博士称 VA 的信息技术"令人赞叹不已"。久负盛名的美国国家科学院医学研究所认为:"VA 的整体化医疗信息系统,包括其应用绩效考评以提升质量的一整套做法,堪称全国一流。"[12] 2005年《美国医学会杂志》(JAMA)评价："VA医疗系统快速崛起成为医疗安全方面一颗璀璨的明星"。[13]《JAMA》发表的另一项研究发现，VA在拯救非洲裔美国人的生命时表现得比其他医疗机构要好得多，所以说它消除医疗领域种族差异的能力非常突出。[14]

医疗行业的丰田

更加令人称奇的是，VA在不断赢得赞誉的同时，还非常好地控制了病人的平均医疗费用。尽管医疗行业整体的人均费用在以两位数的速度膨胀，VA却不仅提高了医疗服务的质量、安全性和效果，还控制了成本。难怪哈佛大学肯尼迪政府管理学院在将2006年度政府管理创新最高奖授予VA时赞不绝口："正当大多数美国人的医疗费用狂飚之时，VA却在降低成本、减少过失，它树立了现代医疗管理和提供服务的典范。"[15]

随着时间的推移，资格标准会发生变化，美国军队上战场的人数也会发生变化，所以病人的构成一直在变，很难准确地按年份比较人均医疗费用。不过下面这组统计数字却不乏提示性：在1995年到2004年间，VA平均每个参保人的医疗费用累计增长仅为0.8%，同期医疗照顾计划的人均费用猛涨40.4%，而医疗消费者物价指数(Medical Consumer Price Index)的增幅也达到了39.4%[16]。

与美国人口整体相比,加入 VA 医疗系统的退伍军人总体年纪大得多,健康状况差得多,收入水平也低得多,而且患精神疾病、无家可归、滥用药物的风险更高。VA 的受益者中,年纪超过 65 岁的占一半以上,吸烟人数超过 1/3。美国居民平均 14 个人中有 1 个患有糖尿病,而 VA 医疗系统中的糖尿病患者占五分之一。在退伍军人中,老年痴呆症、癌症、充血性心力衰竭、肝硬化等各种慢性病的患病率也都比一般的美国人高。然而,VA 每个病人的平均费用在 2004 年仅为 5 562 美元,而且其中包括处方药和长期看护,这些福利 VA 病人早就已经享受了[17]。然而,同年美国全国人均(包括儿童和很多全年没有见过一次医生的人)医疗费用为 6 280 美元[18]。

诚然,这种比较并不完美。很多加入 VA 系统的病人也在其他地方看病。而且 VA 通过关闭陈旧废弃和使用率过低的医院,确实也省下了很多钱,但这个过程不可能无休止地进行下去。VA 病人的平均成本在这几年也确实有些增长。不过要记住,VA 服务的人群不但比美国人口整体年纪大、身体差、收入低,这几年还新添了很多从伊拉克和阿富汗受伤归来的战士。有些战士伤势严重,要不是有护甲防身,恐怕连身家性命都保不住。在这种情况下,VA 能够控制每个病人的平均成本实在是难能可贵。

可能你会觉得秘密在于 VA 是通过配给医疗服务省钱的。根据兰德公司发表在《新英格兰医学杂志》上的研究,VA 病人获得的医疗服务量只占专家推荐应接受医疗服务量的 67%。

先别忙着说"我就知道有猫腻"。同样是这项研究发现,整个美国医疗体系提供的服务量只达到了依据循证医学观点认为合理的服务量的54.9%。[19]

VA没有经济激励提供过度医疗,也就省下了非必要的手术和重复检查所产生的费用。不过"配给制"远远不能解释VA突出的成本效益表现。相反,恰恰是没能享受VA医疗服务的美国人正在承受医疗失当的最大威胁,也就是说,这些医生该做的没做——没有嘱咐他们采取常规的预防措施等(如流感疫苗、高血压控制药物),不该做的却做了——普遍存在的过度医疗。根据兰德公司的这项研究,即使收入达到50 000美元的家庭所接受的医疗服务质量也低于VA提供给病人的平均水平[20]。

真新鲜!成本控制和质量改善在许多行业都是同步进行的,但在医疗领域却几乎从未听说过有这等事。如果将VA比作一个汽车公司,那一定是丰田。今天的VA所制造出来的产品就相当于高效、可靠、设计完备、价格合理、基本没有瑕疵的汽车,安全记录卓越,所采用的科技都经过了严格的论证,而且这家企业有着追求持续改进质量控制的文化。相比之下,美国最著名的医院一定就是如阿尔法·罗密欧(Alfa Romeo)或者雷诺(Renault)这样的公司,他们生产的车看起来很高档,一般来说也的确很先进,但是安全性、效率、稳定性都很差,还贵得离谱。尤其当你的生命取决于车子会不会抛锚时,这实在不是个明智的选择。

重要的启示

如果这与你的想法相矛盾,那就对了。说到底,VA 毕竟是一个总部设在华盛顿的庞大的官僚机构。单是 VA 的卫生部门——退伍军人健康管理局(Veterans Health Administration,VHA)就有足足 198 000 名工作人员,光工会就成立了 5 个,其中许多医生还参加了各种形式的谈判单元(bargaining unit)。包括我自己在内,几乎没有人会把 VA 跟技术和人力组织的革新联系起来,更没有人会想到这里竟是全世界最佳医疗模式的典范。

最难认识到 VA 超凡表现的是保守主义者。早在 2004 年,布什总统就开始在医疗行业推行信息化,以期提升质量并控制成本,结果最后被选中作为示范机构展示信息化巨大潜能的不是实力雄厚的大牌私立医院,而是巴尔的摩 VA 医学中心。尽管有着对市场力量的全面信仰,布什政府却找不到一家私立医疗机构愿意像 VA 一样使用电子病历。美国大概只有 10% 的医院在使用电子病历,而这 10% 的医院也常常认为,他们所使用的商业软件程序要么漏洞百出,要么功能不全。"我知道,如果这里的老兵听说退伍军人管理局正在引导变革的潮流,一定会觉得非常的骄傲,"这是布什在巴尔的摩 VA 医学中心讲话时亲口说的[21]。如此评价这个美国公费医疗制度的最大现成样板,不知布什自己是否觉得别扭。他甚至对 VA 模式成功的来龙去脉没有丝毫兴趣,至少从行动上看是如此。

这实在是令人遗憾。因为VA成为衡量美国医疗质量标准的过程和原因表明,我们对于健康、医疗和医疗经济学有很多错误的认识。

很多人相信,竞争越激烈、消费者选择越多,医疗质量就会越高,成本就会越低。长久以来我也是这么认为的。这再自然不过了,因为几乎在其他各个领域里都是这样的。也正是出于这种观念,布什政府和保守派才会力推个人"健康储蓄账户"和高起付线的保险计划,意在鼓励病人看病时货比三家、讨价还价,从而使医疗体系的运行更加符合市场经济的规律。

然而在医疗行业,不断创造最佳操作标准的竟然是一个政府的官僚机构,而私立部门的质量和成本效益比反倒双双落后。如果我们想要理解并解决美国医疗体系的弊病,就必须仔细研究这个案例。

事实证明,恰恰因为VA是一个政府操作的庞大医疗系统,而且与患者保持终身关系,所以才会受到激励来投资预防和有效治疗方法。后面我们将看到,这种激励在70年代晚期VA处于历史最低点时表现得尤为强烈。一方面,VA的预算编制严重压缩,政治支持急剧下降;另一方面,第二次世界大战和朝鲜战争的老兵也开始步入老年。在那个时期,越来越多日渐衰老的退伍军人被高血压、糖尿病、癌症这样的慢性病困扰着,VA医生们不得不尽量利用不断减少的资源来管理这些疾病。结果令人喜出望外,这居然引发了组织层面和技术层面的创新爆炸式增长,而且其中大多创新举措还来源于医生自觉自愿的行为,这是私立医疗系统现在也无法匹敌的。

在 VA 发生转变的那段时间,慢性病还只限于相对较小的一部分人群。而随着婴儿潮时期出生的这一代人渐渐老去,越来越多年轻人开始品尝肥胖和缺少运动的生活方式的苦果,慢性病已经开始蔓延。在这个背景下,VA 转变的案例就显得更有价值了。当年,VA 医生被迫开始摸索一种注重预防和安全高效管理慢性病的新型高效医疗模式,他们差不多领先了时代 20 年。今天,这种通过在临床治疗和医学研究中巧妙运用信息技术而建立起来的模式经过不断改进,已经把 VA 带到了 21 世纪的医疗前沿。本书的目的正在于解释 VA 神奇成就的由来,并对如何使每一个美国人都能享受到同样的好处提出建议。

第一章 最好的医疗模式

第二章
触底

像 VA 这样有着充满丑闻和争议的历史的医疗机构全美国也找不出第二家,难怪长期以来许多美国人借此批评政府办医。然而仔细审视 VA 的历史,我们就能获得一些微妙的教益,从中不但能发现可能导致政府办医失败的潜在原因和具体过程,还能明白一个个凡夫俗子如何能力挽狂澜,重塑体制,创造辉煌,哪怕身冒上级的反对。

故事要从美国历史上的一大政治丑闻说起。1925 年的一天下午,一位访客被错误地带到了白宫二层的"红屋"。访客走近门前时,看到三军统帅总统大人居然双手掐着一个男人的脖子大喊:"你这个该死的杂种!你这个两面三刀的混蛋!如果你敢……"[1]

故事中惹得沃伦·G.哈定（Warren G. Harding）总统暴跳如雷的人是陆军上校查尔斯·R.福布斯（Charles R. Forbes）。福布斯长相威猛、魅力十足，喜欢玩扑克牌①，热衷于享受上流生活。据说哈定夫妇自从在夏威夷度假时和他初次相逢以后就非常乐于与之相处，特别是哈定夫人。一位哈定忠实的追随者在回忆录中谈到："福布斯上校是那种无论走到哪里都有女人围着的男人。"²

福布斯的本事不止于此。虽为第一次世界大战的逃兵，后来却混到了上校，获得了国会勋章，而且还成为了美国退伍军人协会中一位手握实权的领导。同时他赢得了哈定总统的高度信任，让他执掌刚刚成立的退伍军人局（Veterans Bureau），组织数百万一战退伍伤员的医疗服务。就政治层面而言，这是一项高度敏感的任务，而且对道德水平也有很高的要求。

福布斯是个非常糟糕的人选，事实证明他后来成为了美国史上位高权重的几大败类之一。直到全部调查结束，福布斯被押送往莱文沃思（Leavenworth）监狱过苦日子为止，他贪污的赃款和挥霍掉的纳税人的钱数总计达到2亿美元，约合现在的21亿美元。福布斯从他在全国各地建造的多处老兵医院中捞取了巨额回扣。例如，他拿着纳税人的钱以超过市场价五倍的价格在加利福尼亚州利弗莫尔市买地建了一所老兵医院，这所医院现在仍然存在。为了弥补建这所医院付出的心血与汗水，他和

---

① 译注：哈定总统的内阁曾被戏称为"扑克内阁"。

一个同伙两人各侵吞了 12 500 美元的回扣。在周游全国找地建医院捞钱的间隙,他会肆无忌惮地在华盛顿享受奢靡的生活,而政府发给他的工资每年只有 1 万美元。

为了维持这种生活,福布斯常常让一列列火车装满不需要的物资(比如 100 年也用不完的地板蜡)往来于退伍军人局,然后他再转手贱卖牟取回扣。一辆辆大货车载满床单、药物、酒精以及其他医用耗材(很多都是挤满病人的老兵医院所急需的),刚刚运抵退伍军人局设在马里兰州佩里维尔市(Perryville)的仓库旁边的铁路调车线,车上装载的物资便又立刻被搬到后门,以"政府过剩物资"的名义再次出售。

福布斯的罪孽不仅在于贪污数额巨大,他的所作所为更让数百万计的一战老兵寒心。许多老兵不是芥子气中毒就是身负重伤,原本"迷失的一代"更加感到被抛弃。当哈定回顾他与福布斯及其党羽之间的交往时,他说了一句很有名的话:"我的敌人不能把我怎么样。我对付得了他们。偏偏是我这些朋友,是我这些朋友让我伤透脑筋!"[3]

墨守常规者与碌碌无为者

彻底改变退伍军人医疗系统历史的不仅仅是丑闻本身,还有后来为避免类似丑闻再次发生所采取的措施。VA 之所以会变得如此刻板僵化,一个主要原因在于,有了查尔斯·福布斯的前车之鉴，后任官员们都唯恐有人重蹈覆辙，挪用公款捞取回扣。法兰克·T.海因斯准将（Brig. Gen. Frank T. Hines）就是始作俑者。有一位 VA 历史编纂者如此描述他："秃顶、身材瘦小的造船商，用尽未来二十年的时间努力防止退伍军人局（1930年后更名为退伍军人管理局）落入经济腐败的陷阱。"4

在 1945 年，揭黑记者阿尔伯特·多伊奇（Albert Deutsch）曾就海因斯管理退伍军人局的方式在国会证言：

> "他非常强调文书工作。他一手建立了各种官僚主义的程序，使得整个机构被繁琐的程序捆得死死的。避免丑闻成了行政决策的主要指导思想。由于'可能会给我们带来麻烦'，任何新事物都受到压制。墨守常规者与碌碌无为者凭借维持现状爬上高位。优秀的人要么被排挤走要么选择自动离职……这个机构逐步落入了一帮思想老化的老人的手中。"5

二战后，大名鼎鼎的"士兵将军"奥马尔·布拉德利（Omar Bradley）接手退伍军人管理局，在位的两年中他为使 VA 现代化做出了非常大的努力。当时的报纸上充斥着诸如"老兵医院是医疗行业的一潭死水"和"一流的战士，三流的医疗"之类的大标题。为了扭转这种局面，并为接收大批二战伤兵做准备，布拉德利将一份备忘录发给了全国各所医学院的院长。这是一个非常有吸引力的提议：医学院可以和当地的退伍军人医院合作，并利用医院设施培训实习生和住院医师，同时教员还有人事任免权。[6]

这个重大决定最终改变了VA乃至全美国医疗体制的运行轨迹。今天,全美国大概有65%的执业医生或多或少曾在VA接受过训练。同时,与医学院的深入合作还提高了VA医生的水准,退伍军人医院更是因此名声大振(至少在二战老兵中间)。

参议会前议员鲍勃·多尔(Bob Dole)便是一个非常好的例证。二战的最后几周里,他在纳粹机枪扫射中负伤,后来在退伍军人医院接受了很长时间的治疗,他至今仍对此心存感激。他与照顾他的护士结了婚,对于在这两年中帮助他从瘫痪中恢复的人们,他也常常念念不忘。此外,VA还为二战老兵提供了《美国军人权利法案》所规定的优厚的教育和住房福利。如此,VA的声誉进入黄金时期。

可惜好景不长。到20世纪50年代中期,国会就开始迅速缩减VA的财政预算,导致大规模裁员。许多参加朝鲜战争的老兵发现,他们必须证明有与战争相关的残疾,否则不能去VA医院看病。同时,1945年的一项综合调查表明,65%的患者曾在VA医院住院超过90天,8%的患者住院时间甚至超过两年!许多VA医院差不多已经成了收容无家可归者、身体虚弱者和老人的仓库。[7]

尽管如此,凭借着和医学院的附属关系,VA在医疗技术创新领域一直非常突出。20世纪50年代,罗莎琳·雅洛(Rosalyn Yalow)在布朗克斯区的一家VA医院进行核医学研究,并最终因此成为诺贝尔奖得主。60年代初,内分泌肿瘤学家安德鲁·V.沙雷(Andrew V. Shalley)在新奥尔良 VA 医院里有一间属于他的实验室。正是当时在这间实验室里从事的科研工作后来为他赢得了诺贝尔奖。70年代初,VA 在全美国医疗机构中率先使用核动力心脏起搏器。

与此同时,老兵被当作医学实验"小白鼠"的事件却屡有发生。早在20世纪50年代,就有14家医学院附属的 VA 医院以"VA 放射性同位素项目"的名义在患者身上进行放射性实验。尽管这些研究可能的确推进了科学事业的发展,但一直到1958年之前,没有任何证据表明 VA 曾考虑过事先征得患者的知情同意。[8]

具有讽刺意味的是,60年代初,加利福尼亚州帕洛阿尔托市(Palo Alto)VA 医院在测试强效致幻剂 LSD 的治疗效果时,曾给一位名叫维克·洛弗尔(Vic Lovell)的人服用,此人显然是非常受用,竟与邻居肯·克西(Ken Kesey)分享这种迷幻的感觉。为了能够不断获得 LSD,克西甚至在 VA 找了一份工作,而且在实验结束后居然还从医院里偷。据克西事后透露,他创作《飞越疯人院》(*One Flew Over the Cuckoo's Nest*)的灵感,正是来自于这段与精神科病房的精神分裂症患者一同体验迷幻的日子。后来,克西和他的乐队"快活的恶作剧者"(Merry Pranksters)还不懈努力,志在将这种迷幻剂打造成为一代美国人心中的时尚。[9]

背弃的诺言

大概在同一时间,退伍军人开始撤离越南,回到一个忘恩负义的国家。如此说来,那些被喂了迷幻剂的人可能还得算是幸运的了。许多从越南回来的老兵发现,接收他们的退伍军人医院资金匮乏、破败不堪。此外,许多人还感到医院里为他们配备的工作人员都对他们不怀好意。其中,有一些与他们年纪相仿的医生本身就反对这场战争,这些人为了避免被征入伍而去医学院念书;还有很多年长一些的退伍军人,这些人眼中的越战老兵都是些窝囊废,所谓的创伤后应激障碍和化学毒素(如橙剂)暴露只不过是怯懦的借口。直到1978年,VA才为那些接触了投放在越南的1 900万加仑①橙剂和其他加入了二噁英的脱叶剂的老兵建立名册。直到90年代,VA才停止要求自称曾接触橙剂的越战老兵提供证据。从那以后,在审核退伍军人接受治疗的资格时,VA才开始相信糖尿病和癌症等疾病很可能是由这种化学毒素暴露造成的。

在退伍军人医院的境遇也让许多越战老兵蒙受屈辱。罗恩·科维克(Ron Kovic)是一名曾两度参加海军作战并在越战中身负重伤的老兵,他在自传中讲述了在布朗克斯区的一所老兵医院的经历。截肢以后,他需要一些特殊的器械帮助他重新

---

① 译注:1 900万加仑相当于7 192万升。

学走路,而这些器械却严重短缺。文中,科维克引用了一位年轻医生的话来解释:都是因为这场战争,"政府不再给钱让我们购买所需物资。"这本自传后来被拍成电影《生于七月四日》(*Born on the 4th of July*)。

所有这一切紧张和敌意,以及捉襟见肘的预算拨款,导致许多退伍军人医院逐渐走到了彻底崩溃的边缘。其中一部分原因是,许多人受的伤在以往的战争中必死无疑,而现在由于战地医学和空运后送的进步,他们带着重伤和残疾活了下来。但这并不能成为给他们如此待遇的借口。新一代老兵中的激进主义分子用尽一切办法引起媒体和公众对各老兵医院的注意,即使有时候也难免会夸大存在的问题。

奥利弗·梅多斯(Oliver Meadows)就是这些激进分子中的一员。他曾是美国残疾退伍军人组织的指挥官和众议院退伍军人事务委员会办公室主任。日后他还常常自豪地回忆起他们"在美国广播公司(ABC)、美国全国广播公司(NBC)和哥伦比亚广播公司(CBS)做了专题节目。我们的工作遍地开花。我们在《读者文摘》(*Reader's Digest*)和《生活》(*Life*)杂志上发了几篇重量级的文章。全国各地的人都看到了。例如,我们特别为圣路易斯量身定制了一篇报道,当地报纸马上就做了跟踪。全国所有 VA 系统的医院都报道了。我们还为各家医院所在地的报纸提供材料。"[10]

1970 年 5 月 22 日,《生活》发表了一篇关于布朗克斯区国王桥(Kingsbridge) VA 医院情况的配图短文,后越战时代的退伍军人医院形象由此定格。故事引用了一个四肢瘫痪的一等兵的话:"这种条件不是人住的。我们全都挂着尿袋,没有人来清理,最后洒得满地都是。气味极其难闻,还凝在地上……就好像是关进了监狱,好像是做错了什么而要受到惩罚。"这位一等兵接着说,最糟糕的是鼠患猖獗。

梅多斯后来承认,《生活》刊登的这个故事"完全是编出来的,从头到尾都是我们帮的忙。"罗伯特·克莱因(Robert Klein)在1981年出版了《受伤的人,背弃的承诺》一书,此书基本上是对退伍军人医院的揭露。书中一些VA官员和至少一位《生活》登载的那篇文章所采访的老兵声称,很多VA医院被那些激进分子丑化了,它们的条件实际上并没有这些人说的那么糟糕、那么耸人听闻。然而毋庸置疑的是,在那个时代有不少退伍军人医院的确很肮脏,比医疗贫民窟好不到哪里去。

卡特执政时期,VA由麦克斯·克里兰(Max Cleland)掌舵。他自己就是一位三处截肢的越南老兵,后来凭借出色的政治手腕当选佐治亚州参议员,并成为民主党的代表性人物。然而在他领导VA的任期之内,很多老兵一直认为他在越南是被自己人的手榴弹炸伤的,并对他把自己描绘成一名老兵而感到反感。由于克里兰拒绝承认橙剂暴露与癌症和残障之间存在关联,在一次参议院听证会上,一大群越战老兵们差点对坐在轮椅上的他大打出手。这些老兵们嘲笑道:"你是不是在越南的时候把男人的本性也丢掉了?"

铁三角

退伍军人医疗系统之所以能存活至今，唯一比较能解释得通的原因就是内部政治操作的"铁三角"。医学院校从中受益，在很多情况下也控制着退伍军人医院。主要的退伍军人服务组织（它们的领导很多都能提拔到VA任高层职位）和代表着大量VA职工的公职人员工会也都希望改进和扩大VA系统，而不是将其取消。政客们更是从VA为其社区带来的金钱和工作机会中获得了实惠。何况如果没有VA提供的"免费"医疗服务，那些贫困和低收入的老兵就会成为当地的负担。

就连那些认为"爱国本身就是犒赏，不应追求其他回报"，和认为老兵医院是走火入魔的"公费医疗"的政客，也不觉得投票赞成关闭退伍军人医院是一件轻而易举的事情。相反，不投赞成票倒是很容易。有许多保守派组织依据各种指标划分国会议员的派系，但时至今日，这些组织都不把投票支持退伍军人福利算作对建立福利国家的支持，而是计作对国家防御的支持。

就这样，VA波折的道路得以延续。然而幸运的是，正当VA这个垂死的官僚机构走到其最低点时，一场革命开始悄无声息地进行。最初发动这场革命的是一些人微言轻的异议人士：包括理想主义的电脑爱好者和医务工作者。这是一场自下而上的革命，在它得到富有魅力的新领导的支持以后，最终使VA在世纪末成为了全世界医疗安全、优质服务和技术创新的排头兵。然而革命不是请客吃饭。曾经有一把可疑的大火烧毁了一位反对者的电脑。还有些人被排挤出局甚至被迫辞职。一位参与者回忆说:"有些伎俩龌龊至极。"但不论是VA的华盛顿办公室里最有背景的财阀,还是他们的政界后台,最终都无法阻止这场由自称"安全帽"的异议人士发动的起义。

第三章
"安全帽"大反攻

直到现在，肯尼思·迪基（Kenneth Dickie）医生回想起那一幕情景时仍然不寒而栗。1979 年的一天，有人潜入他在 VA 华盛顿医学中心地下室的秘密办公室，把一叠叠患者病历堆在他的 DEC① 小型电脑周围，浇上易燃物，付之一炬。浓烟充满了整个办公室。这台电脑是迪基用来建立美国首个实用电子病历系统的工具，好在警报及时响起，电脑才免受灭顶之灾。无论对迪基医生还是对美国医疗的未来而言，这都是一大幸事。不过破坏者的行动并未就此结束。据迪基回忆，后来老有人往他的汽车油箱里塞盐和沙子，害得他不得不一连换了好几次发动机。

---

① 译注：DEC 是美国数字设备公司（Digital Equipment Corporation）的简写。

迪基是"安全帽"中的一员，就是他们开发出了今天 VA 的 VistA 软件程序。实际上，构成 VistA 的近两万个程序，绝大多数最初是在上世纪七八十年代由散布全美各 VA 机构中的一个个医生和工作人员秘密编写完成的。这些先驱者们之所以必须如此千方百计地防止上级发现他们的秘密活动，是因为他们的活动不仅违反了 VA 的政策，而且严重威胁了 VA 系统内各方的利益，必然会招致蓄意的破坏。但最终正是这帮叛逆的医生，在缺乏统一计划、群龙无首的情况下，创造出了"自下而上"工程设计的奇迹。在许多专家看来，这种新的模式为 21 世纪的医疗行业指明了发展道路。

经过一场漫长的政治斗争（现在仍有一些开发者在网上组成声援团），VistA 彻底改变了 VA 内部的医疗行为方式，由此开创的新医疗模式已成为世界上很多国家效仿的对象。作为独一无二的整体化信息系统，VistA 不仅大大减少了 VA 的医疗差错，改善了诊疗质量，增进了对人体的科学认识，并且通过提供大量关于疗效的可靠数据促进了临床指南和标准的制定。

VistA 的故事给了我们很多启示。首先，在这个故事中，无名小辈引领了变革潮流，反而是脑筋死板的上级颜面扫地。颇具讽刺意味的是，若非 VA 的领导层一直墨守成规，可能根本就不会有这场革命，也就不会出现 VistA。VA 的领导层若是更"与时俱进"一些，很可能就会委托私营软件开发商来为之提供信息系统。最可能的结果是：首先，医务人员从电脑程序的主动开发者变成了被迫接受者；其次，这些耗费数十亿美元开发出来的程序漏洞百出，而且由于代码专利权掌握在开发商手中，用户无法进行任何修改或整合。

类似的情况在美国医疗界屡见不鲜，电子医疗信息系统本来就少得可怜，好不容易交付使用了也常常只是遭受抵制以失败告终。例如，洛杉矶席德西奈医学中心 2003 年关闭了刚启用不久的电子化医嘱录入系统。医生抱怨说，从登录系统到输入处方所需的患者和药物信息起码要花五分钟。近年来，至少有 6 家医院关闭了电子化配药系统。[1]

而正是因为僵化守旧，VA 才没有走这条弯路。管理层不能提供可用的信息技术，很多员工就自己动手针对各自的工作需求设计电脑程序。也算是因祸得福吧，他们各自的努力最终创造出了一个高效的医院信息系统，而且至今仍没有一家私营软件开发商的同类产品能与之媲美。

2003 年，布什政府医疗照顾与医疗补助服务中心（CMS）主任托马斯·史卡利指责私营软件开发商，称他们设计的程序在性能上与 VistA 不可同日而语，更不用提价格上的差距了。VistA 是"开源"软件，也就是说，任何想得到 VistA 代码的人都能免费从网上下载，任何人都可以根据自己的需求来修改程序或增强其性能（见 http://www1.va.gov/CPRSdemo 的说明）。与私营开发商的程序相比，VistA 只有一个弱项，那就是至少还要加一些代码才能跟踪患者的医疗费用结算情况。VistA 产生的根源决定了它关注的是患者的保健，而这是私营软件开发商无论如何也学不来的。

办公室格子间的斗争

VistA 起源于上世纪 70 年代末。与当时大多数大型机构一样,VA 钟情于大型中央计算机。例如,VA 从 50 年代起就一直在行政管理中使用 IBM 650 磁鼓数据处理机。人称"主教"的一帮人小心翼翼地把持着这些机器,他们分布在 VA 中央局以及伊利诺伊州海因斯市的 VA 主计算机中心。在他们眼里,任何与电脑沾边的事情都是他们的专属禁地,不容他人僭越。

可以想见,与当时的其他机构一样,"主教"们编写的程序都不够好;多数情况下,他们从私营开发商手中购买软件,但是这些软件也不理想。之所以如此,主要是因为真正使用软件的人几乎没有参与开发过程。上世纪 70 年代,VA 深受丑闻困扰,其中就包括性能低下的信息系统。该系统 1976 年上半年甚至一度彻底瘫痪,导致 647 000 份给老兵的支票不是没开就是开晚了。[2]

"主教"们的"领地"就是数据管理与通信办公室(Office of Data Management and Telecommunications, ODM&T),他们在开发医用软件方面也不怎么高明。例如,ODM&T 1968 年就开始为医学检验开发电脑系统,但真正用上这套系统却要等到 1982 年。且不说开发程序所必须的时间,光通过 VA 审批新软件所要求的 17 道官僚手续和其间各种各样的文书程序就至少要花上3年时间。1980年,"主教"们自己估计,开发一套能够存储在VA大型主机里的最基本的患者治疗资料至少需要10年。[3]

当时恰逢小型电脑和个人电脑面世之初,遍布VA内部的一批有技术头脑的医生开始试着编写软件来解决自己的工作需求。其中有一位华盛顿市VA医学中心的内科医生,名叫肯尼思·迪基。为了简化和改善自己的工作条件,他开始在医院的地下室利用一台DEC小型电脑开发程序,希望能把化验结果和病史等数据整合成为一份电子病历。他回忆说:"要查找各种纸质记录极其困难,要在其中找到我需要的数据更是如大海捞针。"当时没有笔记本电脑和无线网卡,迪基认为可以在每个病房配一台电脑,然后由医护人员用这台电脑来更新、获取和打印完整的患者病历。[4]

与此同时,盐湖城的戈登·莫尔谢德与瓦利·福特也正着手开发临床心理数据系统以便单位使用。佛罗里达州圣彼得堡市的鲍勃·拉什尼开发了在线心理诊断测试;肯塔基州莱克星顿市的理查德·戴维斯正在为糖尿病治疗编写营养成分分析程序;纽约州奥尔巴尼市的乔·塔杜斯则竭力将核医学计算机化。[5]

另外还有两位关键人物,分别是约瑟夫·(泰德·)奥尼尔和马丁·E.约翰逊。早先政府为探索信息技术在医疗行业的潜在应用价值做了很多尝试,他们俩也曾参与其中。1977年末,两人转投VA内外科部(退伍军人健康管理局的前身)。他们有一小间办公室,门上标着暗语——"计算机辅助系统工作人员"。就在这里,他们开始密谋将 VA 内部自发设计程序的人组成一个网络,这些人正是后来所谓的"安全帽"。1978 年 12 月,奥尼尔和约翰逊克服重重困难,在俄克拉荷马城召集了 VA 内部的自发程序设计者,说服他们使用一种通用、易操作的开源语言来编写程序,并共享代码。但在操控 VA 中央大型主机的"主教"们眼皮底下,每个人都需要谨慎行事。这也为编写程序带来了诸多困难。

举个例子,他们中许多人不得不使用没有磁带驱动器的"文字处理器"。因为据一名参与者说,只要买一台真正意义上的个人电脑就会"引起远在华盛顿的中央局的警惕",更别说当时购买更加先进的小型电脑了。王牌文字处理器是为文秘工作设计的,用它编写程序时,很难实现信息共享和文件更新。解决方法只有两个,要么使用 300 波特的网卡,这样容易出现错误,要么把砖头大小的磁盘部件搬来搬去,这被一些人戏称为"人工便携性"。[6] 另一位关键的程序设计者,乔治·蒂姆森,在旧金山通过远程操作与麻省一家公司协作,开发了一个优雅而高效的文件共享协议,这个协议后来成为了 VistA 的核心。[7]

但很快"安全帽"就受到了阻挠,对手正是操纵 VA 大型主机的"主教"。许多"安全帽"被解雇或降职,还有人电脑被没收。据蒂姆森回忆:

"有一次,在哥伦比亚,鲍勃·威基泽去吃午饭,回到电脑室后发现自己的新电脑已经被拆了下来,正在装箱。据说,这台机器后来再没有使用过。'敌人'胜利了,至少当时看起来他们赢了。"[8]

但这还不足以令"主教"们满意。ODM&T下令,"安全帽"必须停止编写新的软件,已经投入使用的程序也要卸掉,其中有一个出入院手续自动化程序,一个放射科在用,还有一个药剂科在用。1979年,ODM&T官员卸载的计算机系统甚至比他们安装的还多,如此不遗余力,只是为了将改革的火焰彻底扑灭。[9]他们的理由之一是:如此仓促而没有章法地开发程序,行政管理和预算局等监督部门会来找VA的麻烦;确实,"安全帽"订购的所有小型电脑和文字处理器都被调查了。[10]但身为"安全帽"的托马斯·芒内克有自己的看法。他后来解释说:"我把这称为'饥饿恐龙综合征'。集权的计算机部门尾大不掉,无法适应科技发展。"[11]

尽管屡遭掣肘,"安全帽"依然继续坚持秘密工作。医生和其他同事认为这些软件既实用又高效,故而也越来越支持他们的努力。这就体现了"安全帽"的一个关键优势:他们开发的软件都是供自己或同事使用的。格瑞戈·克莱斯回忆说:"我整个周末都在明尼阿波利斯市和一名药剂师一起工作,他就坐在我边上。编程时,我会尝试各种不同的方式,我会问他'你觉得怎么样?'他会说'我看看。'然后他会试用一下,再给我提出一些意见。为了把一些想法尽快变成现实,我们整个周末都不休息。"[12]

"地下铁路"①

1981年下半年,历史终于走到了转折点。那时,根据中央局的命令,个人电脑和小型电脑都已经拆除,锁在医生接触不到的地方。VA中央局勒令关闭密苏里州哥伦比亚市"安全帽"开发的放射科电子系统,分别叫停了阿拉巴马州伯明翰市和纽约州奥尔巴尼市两套正处于开发阶段的药剂科软件系统。[13]当有学者得知俄克拉荷马城的VA工作人员在开发一套患者出院程序,而且很可能会获得成功时,VA当局甚至拒绝公开承认其存在。

许多医务人员使用过"安全帽"编写的软件,也了解它们的价值。震惊于事态的发展,他们终于站出来反抗。这场争论被医疗界出版物曝光,引起了国会的注意,最终促使VA的首席医务主任唐纳德·L.卡斯蒂斯前往华盛顿VA医学中心实地考察。

VA中央局位于佛蒙特大道,离白宫很近。华盛顿VA医学中心在国会北街,距此不过6英里,但在当时就像是两个世界。就在这家医院的地下室里,马蒂·约翰逊与肯尼思·迪基一道秘密开发电子病历软件。还有一位"安全帽"的关键盟友,已故

---

① 译注:19世纪,在废奴主义者的帮助下,美国黑人奴隶经由秘密的路线和食宿站构成的非正式网络逃离南方。这种网络称为"地下铁路"。

的美国退伍军人事务部医师协会执行理事保罗·谢弗,也在这里做外科医生。卡斯蒂斯抵达医院时,院长加瓦齐就开门见山地告诉他,全院医生"百分之百"支持"安全帽"。

卡斯蒂斯察看了完全由该院自主研制的软件的运行情况,也了解了所有秘密从全美其他"安全帽"据点引进的程序。这些程序的功能很丰富,记录处方、打印药剂签、分析心理测试、维护肿瘤登记资料等都能实现。用来运行它们的 DEC PDP 1134 小型电脑正是中央局明令禁止使用的。尽管面对如此的公然反抗,卡斯蒂斯离开时还是深受触动。有人听见他说了这样一番话,"听起来就像是一条'地下铁路'在运作,而且效果很好。"[14]

有些"安全帽"从此自称为"地下铁路"成员,他们甚至印了带有蒸汽机标志的名片。不过没过多久,这条"地下铁路"便浮出地面。卡斯蒂斯的报告颇见成效,加之 VA 官方的计算机部门问题层出不穷,新上台的里根政府任命的 VA 部长罗伯特·P.尼莫和副部长查克·海格尔(后来内布拉斯加州的参议员)力挺"安全帽",扳倒了"主教"。

包括众议员 G.V.(桑尼·)蒙哥马利等在内的国会关键盟友也表态支持。一份会议报告称"任何阻碍分权进程的行为都是错误的,它们只会让 VA 的医用计算机系统更加落后于私立医疗机构。"[15](这句话后来倒成了对私立医疗机构的讽刺。)数以百计的"主教"被"精简"了——"精简"是政府的常用措辞,说白了就是"炒了鱿鱼"。根据"安全帽"理查德·戴维斯的回忆,此后不久,"VA 医学中心许多费时费力又容易出错的日常操作程序就统统卸掉了。""安全帽"赢得了最终的胜利。

幸运的是,VistA 系统的所有程序都是以一种叫 MUMPS 的语言编写的。MUMPS 是一种通用语言,而且便于操作,非常适合进行整合和文件共享。只需要不到一周时间就可以将它们全部整合成一个核心模块。后来随着新程序的加入,这个模块的功能又得到了进一步的拓展,例如,最终一份电子病历中就可以囊括患者在医院的所有科室里接受的所有治疗。[16]

提前赶上老龄浪潮

乍一看,这或许并不重要。即使是今天,广大民众,甚至是许多私立医疗机构,也才刚刚开始意识到电子病历对医疗行为的积极作用。但从许多方面来看,上述这些当时在 VA 系统内执业的医生都已经生活在未来的世界了。上世纪 70 年代,VA 的服务群体主要是二战的退伍军人,早在那时这个人群就开始迅速老龄化了,而全美老龄人口快速增长的情况现在才开始出现。

也就是说,VA 医生在 70 年代就已经开始面对越来越多受糖尿病等复杂的慢性病困扰的患者,比现在所有的医生早了 30 多年。这些病人通常还患有许多其他病症,如高血压和心血管病,需要包括专科医生、护士、放射科医生、化验人员、理疗师和咨询师等在内的数十位医务人员进行持续的监测和通力的协作。此外，这些慢性病的特性还要求患者深入参与治疗过程，比如可能需要自己测量血糖水平，同时还需要建立一套系统来跟踪记录这些测量结果。

VA患者人群的体质相对较弱，因此也特别容易遭受医疗过失的影响。例如，不同医生开的药可能产生危险的相互作用。退伍军人的老龄化还要求病历档案必须方便调用。例如，常常需要快速找到哪位患者该注射流感疫苗了，哪个病人该续处方了。此外，因为接近生命终点的患者通常会花去大量的医疗费用，所以VA的医生和管理人员就特别需要依靠数据来确定哪些治疗效果比较好，哪些没有效果，尤其需要知道哪些治疗方法是无效的。

由于诸如此类的种种原因，VA医生在上世纪七八十年代的从业环境使他们比私营医疗保健机构的医生更容易认识到电子病历等信息技术的价值。肯尼思·迪基的例子就能说明一些问题。70年代时VA养老院的患者量很大，他不得不努力诊治病人，而开发电子病历的想法就在此过程中萌生了。

最后，也是至关重要的一点在于，VA与患者的关系几乎终身不断。这也意味着不同VA医院和门诊的病历特别需要协调，因为一位老兵一生中可能会去多个不同的VA医疗机构看病。而且关键是，在VA系统中，通过投入信息系统实现的医疗质量提升会转化为长期的优势。例如，有效地管理糖尿病，将来代价高昂的截肢手术就会减少，甚至还有助于节省养老院的开支，而养老院的费用也是由VA承担的。

私立医疗机构的情况恰好与此相反,患者通常每隔几年就会换一家保险公司,预防长期并发症的投入往往几乎不会给医疗机构带来任何收益。因而长久以来,与私立医疗机构的同行们相比,VA的医生和管理人员更容易认识到投入信息技术改善医疗行为的意义。

蒂姆森回忆说:

"80年代中期时,大家都希望能有一个全面综合的系统。我们总算是摆脱了在全国各地的车库里秘密工作的非法状态,并用行动证明我们可以把各种程序整合起来。然后到了80年代中期,我们就着手建立完整的医院信息系统,当然,那时用的硬件跟现在的个人电脑比起来实在简陋得可笑。"[17]

私营软件开发商不断向国会施压,要求制止VA的医生和技术人员编写软件。但VA医生的理由很有说服力:市面上没有一种产品能够与他们这些用户自己建立的系统相媲美。[18]

后来,随着计算机技术进步和互联网的兴起,VistA并没有落于平庸,反而是如虎添翼,功能更加强大。尽管大多数VA机构使用的仍是最初编写的那套软件,但更新维护一直都在进行,一个个补丁使系统漏洞得到修复,功能不断丰富。VistA的电子病历如今已经涵盖了X光、病理切片、视频影像、扫描文件、心血管检查结果、伤口照片、牙科图像和内窥镜图像等内容。实现这一切的程序代码用今天的标准来看并不精细,但却非常稳定,经得起时间考验,充分满足了想要开展尖端医学的执业者的需求。克莱斯说:"VistA 的魅力就在于,它有些部分不是按照经典的'自上而下'的模式设计的,而是采用了'自下而上'的模式。虽然在工程设计上可能存在缺憾,但它紧贴实际应用,瑕不掩瑜。"

第三章 『安全帽』大反攻

第四章
体验 VistA

今天,如果您想看看"安全帽"获胜的成果,不妨参观一下华盛顿 VA 医学中心。它坐落于国会大厦以北 3 英里处,雄伟壮观。1972 年医院初建之时,这里还是华盛顿贫民区的中心。有位护士告诉我,以前她每次晚上回家都会锁紧车门,把油门踩到底,沿着欧文街向南飞驰。

现在,这一带可谓日新月异,医学中心也发生了翻天覆地的变化。当然,还是有很多场景会提醒访客,这里曾经的历史依然鲜活。在医学中心的疗养院里,仍住着一些第一次世界大战的老兵。站在医院大门前,我被两位老人的身影打动了。他们站得笔直,头戴海外作战退伍军人协会(Veterans of Foreign Wars)军礼帽。帽子平平整整,十分抢眼,上面绣着失踪/战俘(MIA/

POW）徽标。其中有一位老人还是巴丹死亡行军（Bataan Death March）的幸存者。

俯拾即是的历史并不妨碍这所医院拥有全球顶尖的医疗设施——这里每周平均接待四个来自世界各地的访问团。与普通的郊区医院一样，这里的大堂很宽敞，有美食广场、自动取款机和礼品店。然而，一旦走进病房，你就会发现其独特之处：医生和护士在走廊推着的床头桌上装有无线笔记本电脑。那么这又会给医疗行为带来哪些变化呢？罗斯·弗莱彻（Ross Fletcher）大叔是一位白发苍苍的心内科医生，也是在这所医院里带头使用信息技术的先锋。他打开笔记本电脑，开始演示。

弗莱彻敲下一个键，调出了他现在负责的一位患者的病历。这是一位87岁的老兵，家住马里兰州蒙哥马利县。一般来说，这种外泄病历的行为是严重违背医德的，而且也是法律所不允许的。不过，弗莱彻医生的解释打消了我的疑虑：他已经得到了患者的授权。

很快我就明白为什么这位患者愿意牺牲隐私，让我报道VA的信息系统了。电脑屏幕上弹出一幅图，显示几个月中他每天体重的波动情况。弗莱彻说，图中的数据是从患者家中传送过来的。病人在家里用一种特殊的体重计称体重，然后体重读数会自动通过无线网络发到调制解调器上。

弗莱彻为什么要给我看这幅图呢？他解释说，当时患者的病因诊断非常困难，这幅图帮了大忙。这位老兵在莱姆病和髋骨骨折的恢复过程中周期性地出现呼吸局促。胸片图像模糊不清,显示一侧肺部有问题而另一侧正常,提示为肺癌。但弗莱彻医生却根据患者在家中的体重波动图形排除了肺癌的可能性。

图形显示,患者出现呼吸局促的时候体重呈上升趋势。再加上患者有髋骨骨折的病史,弗莱彻医生判断可能是胸腔积液使患者体重增加。由于一侧髋骨骨折,患者为了避免疼痛睡觉时一直采取单侧卧位,导致液体只在一侧胸腔聚集。这一假设最终被证明是正确的。胸水提示需立即治疗,以免出现充血性心力衰竭。他及时获救,十分幸运。

笔记本电脑上的医疗

VistA 在管理癌症等慢性疾病方面的价值也是无法估量的。史蒂芬·克拉斯诺(Steven Krasnow)医生——这家医院的首席肿瘤学专家说:"对肿瘤科医生来说,长期跟踪患者的血细胞计数非常重要。而这套软件功能十分强大,只要点击一下这个按钮,就能显示患者个人血细胞计数图。对于维护患者安全、为临床医师提供指导来说,这都是无价的。"[1]

VistA 在防范医疗过失方面同样扮演着至关重要的角色。凯·J. 克拉多克(Kay J. Craddock)过去 28 年主要在 VA 系统内做护士,现在她在华盛顿 VA 医学中心负责信息系统的协调使用。据她说,以前医生手写处方,药剂师不得不费尽全力解读他们潦草的字迹;护士手头也总有三五张卡片,记着哪个患者该吃什么药,她们只能在其中翻找力求不对错号。

现在,医生把医嘱输入笔记本电脑,系统马上就会核对其中是否存在与患者病历相矛盾之处。如果处方中药物组合不当,或者忽略了患者对某种药物有过敏反应史等,电脑就会发出红色警报阻止医生这么开药,直到错误纠正警报才会解除。然后,药剂师按处方配药,电脑系统自动生成条形码,贴在瓶子上或者是静脉注射的袋子上。每组条形码中都包含了药物名称、患者姓名、用药时间、剂量、操作人员姓名等信息。

同时,每位患者和护士都有一个带有条形码的身份臂环。用药前,护士必须首先扫描患者和自己的身份臂环,然后扫描药物的条形码。如果护士给错了药或者给错了人,电脑就会发出警告。给药晚了,电脑也会生成相关报告。"说自己太忙可不是个借口",克拉多克说。

回忆起护士们最初使用这套系统时的反应,克拉多克不禁莞尔一笑:"有一个护士要给病人做静脉注射,但她试来试去电脑就是不接受。于是,她说:'你看,我就说这个东西不能用。'然后,她看看注射袋,才发现跟另一袋弄混了。电脑救了她,否则且不说这个错误可能会对患者造成致命的伤害,她自己的职业生涯也可能会就此画上句号。"克拉多克说,尽管直到今天还是有些护士坚持使用打印出来的纸质处方,但几乎所有人都称赞电脑系统及其内置的操作规程。"护士们再也不用来回跑护士站取资料了。不仅如此,系统还可以防止她们出错,帮她们保住执照。"VA 系统目前已经基本上杜绝了发药差错(dispensing errors）。

与华盛顿 VA 医学中心年轻的实习医生和住院医师谈上几句，你就会发现这个电脑系统也是提高效率的好帮手。他们在大学附属医院里接受培训时，总是要为取各种检查结果到处跑来跑去——先上楼到放射科取 X 光片，再下楼取化验单。而在华盛顿 VA 医学中心查房，他们只需要在走进病房时打开笔记本电脑，就可以瞬间看到患者最新的数据和完整的病历。这份病历可以追溯到患者上世纪 80 年代中期在任何一所 VA 医院或诊所接受的治疗。

除了对诊断的诸多裨益，VistA 的使用还意味着住院医师再也不用面对没完没了的文书程序了。"这些 20 来岁的年轻人能够按时回家，做他们这个年纪的人喜欢做的事情，"克拉多克感慨道。据一位同时在乔治敦大学医院和华盛顿 VA 医学中心执业的人说，他在乔治敦需要一整天才能看完的病人量，在 VA 不到几小时就能看完。我不禁想到，如果乔治敦大学医院能使用像 VistA 一样的信息系统，罗宾和我很可能就不会经历那么多混乱的状况，也更容易跟她的医生沟通了。

当你读到这本书的时候，任何在 VA 注册的人都可以通过自己家里的电脑获取完整的病历，也可以授权其他人查看。"想想这意味着什么，"VA 的医疗信息部门代理主任罗伯特·M.克罗德纳（Robert M. Kolodner）医生说："打个比方，你住在西海岸，打电话给住在东海岸老家的老父亲，让他告诉你最近一次他去看医生时医生跟他交代了什么。他含混不清地说，医生让他吃一颗蓝色药片和一颗白色药片。从今年夏天开始,你就能够监控他的病历,确切地了解他到底该吃什么药。"通过与 VistA 相整合的"健康老兵电子平台（My HealtheVet）"网站（http://www.myhealth.va.gov）,老兵们现在不但可以按原来医生开的处方抓药（译注：医生会为慢性病患者开长期处方,患者只需定期续处方）,还可以监控自己的健康信息,包括血压和血糖等。再过不久,他们就能够在网上预约医生了。

　　VistA 还会提醒医生哪些患者需要预约治疗,以及他们所需要的药物。例如,它清楚哪位老兵需要接受流感疫苗注射,哪位老兵需要前列腺癌或乳腺癌筛查,哪位老兵需要其他进一步治疗。这些都是纸质病历所无法实现的。截止今日,通过提高肺气肿患者的肺炎疫苗注射率,VA 估计 VistA 已拯救了约 6 000 位退伍军人的生命,而且因肺炎住院的患者人数减半,每年节省 4 千万美元。同时,由于 VistA 是由 VA 人员自主开发的,VA 不需要支付专利权税。每位患者的平均使用成本仅 80 美元。[2]

　　Vioxx 是默沙东公司生产的一种广泛用于治疗关节炎的药物。当 2005 年默沙东宣布召回 Vioxx 时,电子病历的另一个优势就凸显出来了。VA 可以在短短几分钟内筛选出正在使用此药物的患者,几天内就能为他们换上另外一种危险性较小的替代药物。

　　同年,当流感疫苗出现全国性短缺时,VistA 系统也使得 VA 几乎可以瞬间筛选出最需要注射疫苗的老兵,以保证他们优先获得接种。我有个上了年纪的亲戚得了癌症,还住过疗养院。

老人家忿忿地说,他打败了5 000个同在康涅狄格州新伦敦县的老兵才获得了流感疫苗。当地的退伍军人医院打电话通知他有资格接种疫苗时,他既高兴又担忧,因为这也暗暗提醒了他身体状况欠佳。在2004至2005年的流感流行季节,65岁及以上的VA患者中获得疫苗接种的比例达到了75%,而同年龄段的非VA患者中只有63%获得疫苗接种。[3]

VistA系统还对提高医疗行为的科学含量起到了很大的促进作用。VistA的电子病历构成了一个强大的数据库,研究人员可调用其中的资料,并利用回顾性研究找出最有效的药物和治疗方法,而不需要先收集成吨的纸质病历然后在其中搜寻。例如,VA研究人员可以使用VistA系统来分析12 000份病历,观察各个VA医院或诊所的各位医生治疗糖尿病的方法与结果,从而在真实数据的基础上确立治疗方案,而不是看医生从哪家医学院毕业,或是遵循各地千差万别的治疗传统。[4]

为科学连线

VistA还非常有助于识别无效的医疗操作规程,以及治疗结果不佳的医生。例如,凭借VistA的病历数据库VA研究人员第一次成功地在全国范围内对不同退伍军人医院内不同类型手术后患者的状况进行了风险调整分析。研究显示,VA系统的整体表现很好。1994年到1998年间,大手术的死亡率下降了9%,

而术后并发症的发生率则下降了30%。同时,该研究也显示出哪里的治疗效果最好,哪里最差,从而指出哪些外科手术组可以成为学习的榜样,哪些还需要改进。[5]

环境与疾病之间存在着重要的相关性,但这往往会被人们忽略。VistA的电子病历有助于揭示隐藏在疾病背后的环境因素。例如,在2005年10月,弗莱彻医生要查看华盛顿医学中心的患者中血压超过140/90的比例,轻轻敲了几下键盘,他便得到了结果:45%。2006年1月再查时,有50%的患者血压超过140/90。他感到十分困惑,于是调出了1998年以来所有年份的血压值,由此得出一项重大发现:人体的血压每年冬天都会上升,每年夏天都会下降。这对于分析患者的血压结果并给予适当的药物具有重要的指导意义。如果不是VistA,这个规律至今也不会被发现。

VistA病历数据库还有助于迅速有效地发现新的疾病载体。有一次,堪萨斯市的某家退伍军人医院注意到该院患者中爆发了某种罕见肺炎,电脑系统很快就发现了问题所在:这些患者全都用过同一批次有问题的喷鼻剂。现在,VistA在VA的禽流感监控中又起到了关键性作用,而且实现了同疾病预防控制中心(Centers for Disease Control and Prevention,CDC)之间的实时数据对接——万一发生生物恐怖袭击事件,这些功能将能派上大用场。

在自然灾害的应对中,VistA同样证明了其潜在价值是无法估量的。当2005年飓风"卡特里娜(Katrina)"和"丽塔(Rita)"

摧毁新奥尔良和墨西哥海湾沿线时,只有在VA系统注册的老兵的病历没被飓风卷走埋在泥巴里。不要小看这一点。洪水淹没了新奥尔良的VA医院,冲毁了密西西比格尔夫波特的医院,大约10万名退伍军人被强制疏散。由于VistA的文件有备份,所有患者的病历都保存完好,而且在100个小时内就通过一个网站向全国的VA医务人员开放。"如果有位患者走进任何一家VA医院说,他是从新奥尔良疏散来的,"密西西比杰克逊VA医学中心(Jackson Veterans Affairs Medical Center)药剂科主任特里阿尔古德(Terry Algood)解释道,"那么我就可以在卡特里娜网(Katrina Web)查看那些处方,现场把处方信息调至他们的数据库里,并对患者开展治疗。"[6]

然而,仅凭"安全帽"掀起的信息化浪潮还不足以将VA打造成为全美国最好的医疗体系。VA还需要一位精明强干、富于魅力的领导者进行自上而下的文化再造,并使操作过程更加合理。成就VA的这位领导者也因此成为克林顿时代众多"彻底改造"政府的尝试者中为数不多的成功榜样。本质上说,他的成功在于充分发挥了VA的三大独特优势:大规模、深度整合的信息系统;与患者之间的长期关系;与受市场力量驱使的私立医院相比,有更多的自由追求医疗质量。

第五章
凯泽革命

20世纪90年代中期,退伍军人医疗系统深陷政治危机。一方面,随着"安全帽"的胜出,退伍军人医疗系统在利用信息技术提高医疗水平方面已经跃居世界领先地位。另一方面,退伍军人医院的床位闲置率却达到1/4。[1] 1994年的一次政府审计发现,153位VA外科医生中有21人至少一年没有碰过手术刀。[2]

老兵人数的迅速下降眼看就将最终瓦解退伍军人医疗系统。在20世纪90年代中期,每天平均有1 000位二战老兵逝世。与此同时,尚在人世的退休老兵们逐渐从东北或中西部地区向南方阳光地带移居。结果,匹兹堡(Pittsburgh)和科罗拉多(Colorado)平原等地区的退伍军人医院出现大量闲置病床,人浮于事;而在坦帕(Tampa)和圣彼得堡(St. Petersburg)等地的老兵医院则由于涌入了大量新病人而变得拥挤不堪,职工负担过重、怨声载道。

屋漏偏逢连夜雨,除了这股迁移风潮外,自由主义和保守主义阵营中都有人开始对退伍军人医疗系统发难,很多质疑的话在20世纪的其他任何时期都是无法想象的。怀俄明州共和党参议员、美国退伍军人事务委员会(Veterans' Affairs Committee)主席艾伦·K.辛普森(Alan K. Simpson)曾对《纽约时报》的记者抱怨:"你只要提到了'退伍军人'这个词,你就应该时刻准备战斗。"在他和其他财政鹰派人士眼中,退伍军人医疗费用已经逐渐成了为讨好部分选民而浪费财政经费的"猪肉桶"项目①。

同时,另一政治派别更是传出了强烈的呼声,要求直接废除退伍军人医疗系统。华盛顿预算与政策优先领域研究中心(Center on Budget and Policy Priorities)高级研究员理查德·科甘(Richard Cogan)1994年对《纽约时报》表示:"真正的问题在于退伍军人医疗系统是否应该存在。"[3]当其他医疗系统都在扩建门诊时,VA仍然规定常规手术(如白内障手术)必须住院。不住院的患者甚至连一副拐杖都得不到。管理系统高度僵化,以至于一度连花9.82美元买电脑连接线这样琐碎的开支都要经过华盛顿高层行政人员的审批。[4]

---

① 译注:"猪肉桶"(pork barrel)是美国政界经常使用的一个词汇。南北战争前,南方种植园主家里都有几个大木桶,把日后要分给奴隶的一块块猪肉腌在里面。"猪肉桶"喻指人人都有一块。后来,政界把议员在国会制订拨款法时将钱拨给自己的州(选区)或自己特别热心的某个具体项目的做法,叫做"猪肉桶"。(摘自丁孝文著:《走进国会山》,复旦大学出版社)

尽管几个主要的退伍军人服务组织（如美国退伍军人协会）仍然支持VA，但很多退伍军人尤其是年轻一些的，除非万不得已绝不会去VA医院。好莱坞又一次捕捉到了这些信息，并拍摄了电影《杏林战场》(Article 99)，更加强化了VA在公众心中的负面印象。这部电影讲述了当时老兵医院医生们的工作状态：过量的患者、削减的预算和残酷的行政人员。

新闻媒体也相继爆出令人胆寒的事件，骂声不绝于耳。1993年，《华尔街日报》刊登了一篇题为《VA的卫生之战》的新闻。次年，《华盛顿时报》以《全国最差的医疗服务》为题呼应。对仍然相信VA箴言神圣性的人而言，那是一段非常令人沮丧的日子。VA的箴言源自亚伯拉罕·林肯(Abraham Lincoln)连任总统时发表的就职演说："好生照顾那些担负起战争责任的勇士们，以及他们的遗孀和孤儿。"

克林顿任总统时，白宫也不看好退伍军人医疗系统。早在克林顿第一届任期之初，希拉里·克林顿和其他支持克林顿政府最初医改方案的人就曾经打算将大大小小的退伍军人医院并入一个由联邦政府组织的规模大得多的"联盟"体系。直到1993年，方案破产之后，当局仍有不少人质疑退伍军人医院继续存在的意义。

进入肯尼思·凯泽时代

1994年1月，同时具有医学博士和公共卫生硕士学位的肯尼思·W.凯泽惊奇地发现,身为共和党人的他居然是克林顿政府退伍军人健康管理局(VHA)局长的几个候选人之一,而这一职位自从1992年克林顿当选以来一直空缺。他最初实在摸不清当局的想法。"相当多人认为退伍军人医疗系统无可救药,"凯泽回忆道,"无论是当局的人、在野的人,还是卫生政策分析专家,大家都这么看。"

然而,与众不同的背景、性格与智慧却形成凯泽独到的见解。他心中不仅有退伍军人医疗系统的改革方案,更有将退伍军人医疗系统打造成为21世纪医疗服务典范的宏伟蓝图。非常幸运的是,他的这些设想也传到了当局的耳朵里。在宣布任命凯泽为VA分管卫生的副部长时,克林顿总统热情洋溢地说:"在全国医疗卫生体制改革的整体框架中,VA的改革关系重大。凯泽医生在临床医疗和行政管理方面都有着广泛的经验。事实证明,他的领导能力是经得起考验的。凯泽此时就任对于VA的医改成功将起到决定性的作用。"这一预言如今已成为现实,但就其灵验的程度来说,大概是克林顿做梦也想不到的。将来的史学家很可能会如此记载VA的改革:这是克林顿时代最伟大的遗产之一;这场改革最终彻底改变了VA的面目,使之从反对社会化医疗模式的重要论据变成了支持社会化医疗模式的极佳例证。

凯泽为他的设想倾注了高度的理想主义情怀。得到克林顿的首肯之后,他毅然抛开了南加州大学安逸的教授职位,告别了妻子儿女,走向了新的工作岗位。"每个人都劝我不要接受这份工作。有些人说,就算你执意要去华盛顿当笑柄,也别自欺欺人,去了肯定什么都做不成。"凯泽回忆说,"众所周知,如果说有一个政府部门是政治上最僵化、最死板的,那绝对非 VA 莫属。不过,我却认为 VA 已经具备了所有的零件。"

僵化也好,死板也罢,无论各个零件之间对接得多么不适宜,VA 医疗系统毕竟是一个体系。它的网络遍布全国,一共有 159 家医学中心、375 家诊所、133 家疗养院、39 家为无家可归的人和滥用药物者提供卫生服务的安身之处、202 家再适应咨询中心。同时,它还拥有明确的患者群体,这些患者几乎一辈子都要与 VA 医疗系统打交道,因而 VA 投资疾病预防和管理的前景非常光明。

凯泽十分看好 VHA 明确的使命——维护患者健康,不需要追求股东利益和医生收入的最大化。同时,正是出于这种以患者为中心而不是以利润为中心的使命感,大部分员工都很坚持理想主义,致力于提高医疗质量。在凯泽看来,巨大的机遇暗藏于系统的有效整合以及潜力的充分发挥,包括投资预防、初级保健和以证据为基础、以患者为中心的高度协调的医疗服务。

凯泽并不熟悉 VHA 的运作方式,对华盛顿更是知之甚少。他是在野的共和党人,而且是极少数几位不是从 VHA 基层一步一步爬上来的领导人。他第一天就职,晚上 9 点才下班,发现地下车库的门已经锁了。于是他敲遍了各个管事的办公室的门,足足用了一小时才找到人开了门,让他进去取车。好不容易进入了车库,车子居然被人动过了。诡异的是,小偷拿走了车座枕头。

不过，除此之外，凯泽已经做好了一切准备。他在很小的时候就成了孤儿，却凭借自己的努力在斯坦福和加州大学洛杉矶分校脱颖而出，获得了六门医学专科的行医执照。他有过军事医学方面的经历，曾经在一家 VA 医院实习，20 世纪 70 年代还在海军预备队做过救援潜水员。

同时，凯泽还具有公共卫生领域的学术和职业背景。他早期曾从事过急救医学，但自称因为一次最多只能救一名患者而备感受挫。1984 年，为了能用一种更加系统、更加注重预防的方法来实现从医理想，凯泽到加利福尼亚州公共卫生局任职，从此连连晋升。32 岁时，他被加州州长、共和党人乔治·德克梅吉安（George Deukmejian）提拔成为加州公共卫生局有史以来最年轻的局长。

上任后，凯泽着手做了几件事，其中包括建立加州应对艾滋病危机的响应机制。此外，他还身先士卒地领导了加州有毒废弃物清理活动和抗烟行动。于是，在公共卫生局的办公楼内首次出现了禁烟令。这一举措触动了很多人的神经。加州公共卫生局内部工会组织非常发达，总共有 16 个谈判团，其中有一个团代表科学家的利益，还有一个团代表大楼门厅卖烟的盲人售货员的利益。凯泽与这些谈判团一一交涉，这段经历在他后来入主有 5 个工会的 VHA 时被证明是极为重要的。同样重要的是，由于担负的是人群整体的健康而不是一个又一个患者，观念上产生了巨大的转变。

这种观念使人趋向于将医疗卫生服务看作一个系统,而不是一个个医生在治疗一个个病人。因此,消除医疗差错并不是要追究某一位医生或护士的责任,而是要发掘根本原因,找出系统中各种操作和规程存在的缺陷。同样,这种观念也促使人去寻找数据来回答那些在日常医疗操作中常常没有人提出的一些基本问题,比如,大多数患者在大多数情况下吃哪种药更有效。由于考虑卫生的层面上升到了人群的水平,有公共卫生背景的人们更能认识到环境和行为因素对健康的决定作用。从这一角度来讲,影响健康的不仅包括明显的因素,如吸烟和缺乏锻炼;也包括不那么明显的因素,如患者在治疗过程中的参与程度以及他们所接受的治疗的整合及协调程度。

凯泽入主 VHA 的时候,VistA 的开发已经为一种从数据出发的系统性新型医疗模式铺就了道路。而这时候的凯泽也有了充足的准备来发挥这一模式的巨大潜力。同时,他还有充足的准备对 VHA 进行重新定位,使之从一个注重由专科医生在医院内提供急性病治疗的系统,转变成预防为主、注重以患者为中心的管理慢性病的组织。退伍军人数量的不断下降导致 VHA 势必要精简规模。这一痛苦的变革在凯泽看来却也可以成为推行效率与效益并重的新医疗模式的催化剂。

为了达成这一愿景,凯泽必须先过政治关,从处理 VHA 内部的政治问题开始。"不管是对内还是对外,我总是说之所以要转变,是因为我们必须能够向别人展示一个与私立医院同样有价值或更有价值的医疗体系,否则坦率地说我们没有存在的必要，"凯泽回忆道，"人们并不是很接受，至少最初不是很顺利。但是这样一个医疗质量差、效率低又浪费钱、患者也不喜欢的医院，凭什么拿纳税人的钱呢？"

要向他自己和外界证实 VA 系统的价值，就必须对医疗质量进行有效的测量。在上世纪 90 年代，"无法测量就无法管理"已成为美国商界的公理。然而在当时美国的医疗行业，很少有人尝试过系统地定义、衡量和改进医疗质量。在医疗卫生体系国有化的英国，系统性地研究不同医疗操作和系统的实际产出并加以改进早已成为惯例。然而在当时的美国，脑子里有我们现在说的"循证医学"的概念的研究人员实在是少之又少，而且仅有的几个人做的研究，医务人员大多也置之不理。

然而，凯泽坚持在系统中加入自动测量机制，只要是医务人员能达成一定共识的质量指标就拿来用。尽管当时的指标体系略显粗糙，并且通常只能测量投入和流程，而无法测量结果，但这总比没有要好。例如，老年男性患者接受前列腺癌筛查的比例是多少？与医疗照顾计划相比如何？多少糖尿病患者接受的治疗符合最佳操作规范？预约就诊要等多长时间？医疗差错的发生率是多少，都有哪些形式？与其他医疗机构相比，患者对 VA 的满意度如何？

凯泽将这些测量指标合并成为一个巧妙而有效的管理工具，他称之为"价值方程"：价值 =（技术质量 + 可及性 + 患者满意度 + 保健状况）/（成本或价格）。由于 VistA 和其他报告系统不断改进，这个成本效益测量方程所需要的数据越来越容易获取。测量是有效的,然而结果却并不尽如人意。例如,结果显示,VHA在保证为数不多的年长女性患者全部获得乳房造影检查方面表现得非常优秀,但接受前列腺癌筛查的老年男性患者却只有约1%。

规模调整

有了上述测量体系的武装,凯泽开始领导VHA走向大转变。一件令人不悦又不可避免的大事摆到了议事日程上来,就是如何解决VHA接诊能力过剩的问题。由于老兵群体人口统计学特征的变化,以及治疗从住院向门诊的转移,VHA内有几十家医院联合体和其他医疗机构不得不因缺少患者而关闭。这不仅仅是钱的问题,更涉及到患者的安全。如果外科医生一年到头只拿一两次手术刀,技术难免荒疏,同理,手术团队和护士支持队伍也一样。

为了缓解这一问题,凯泽开始在因病源萎缩难以为继的退伍军人医院所在地区寻找私立医院签约合作。同时,他力争放宽老兵享受健康福利的准入标准,向既不贫穷也不需要治疗服役相关残疾的退伍军人开放。然而,尽管采取了上述措施,仍然有许多VA医院未能保持安全水平的患者就诊量。有些地方,比如内布拉斯加州格瑞德岛市(Grand Island, Nebraska)的退伍军人医院的门诊量甚至已经下降到每天两人次。

为了获取足够的政治支持来关闭这些医疗机构，凯泽与克林顿政府的行政管理和预算局（Office of Management and Budget）达成了一项非同寻常的协议：关闭医院省下的钱不需要按照传统的联邦政府条例收归国库，而是可以用作 VHA 其他项目的开支，如建造新的门诊诊室，拓展 VistA 系统，确保每位 VHA 病人都有一名指定的初级保健医生，等等。这使得 VHA 员工、老兵和其他利益集团都懂得了，凯泽在做的事远非一味无情地缩减规模。

西弗吉尼亚州参议员约翰·D. 洛克菲勒四世（John D. Rockefeller IV）是参议院退伍军人委员会（Senate's Veterans Committee）主席，在退伍军人事务方面很有影响力。他与凯泽意见不合，因为他的州被分成了五个区域，每个区域都与其他州的范围重合。这对西弗吉尼亚州的老兵来说是件好事，因为地形多山，①当地人常常宁愿去邻州看病也不愿意在本州翻山越岭。但这个行政管理上的改变意味着，洛克菲勒如果想要影响西弗吉尼亚州的 VA 医疗机构，就需要获取邻州老兵和政客的配合。

将 VHA 的权力结构区域化的好处不止于此，凯泽说道："真正深入社区与老百姓沟通比跟国会委员会沟通要容易得多。国会委员会里每个人都想维护老兵们的利益，都想为老兵们'做些

---

① 译注：西弗吉尼亚又称为"高山之州"The Mountain State。

什么'，况且还有 C-SPAN 电视台①无时不刻的关注。"地方分权加上 VHA 一流的信息系统，还意味着可以凭借综合医疗操作评估结果（包括医生、医院和所辖区域内特定人群所接受医疗服务的协调程度，等等）对地方官员进行问责。

凯泽在 VHA 改革的最初蓝图——《变革愿景》一文中写道：

> "在一个整合的医疗体系中，医生、医院和其他所有的组成部分分担风险、分享成果、相互支持。他们将智慧和资源汇集在一起；他们致力于提供'最有价值的'服务。这一整合的医疗体系要取得成功，必须对总的成本进行管理；必须关注人群而不是关注个体；必须以数据为驱动、以流程为重点、以顾客为中心。"[5]

当时健康维护组织（HMO）和"管理保健"还没有沦落到现在人人喊打的境地。凯泽顺势将他的愿景表达为 HMO 这种私立医疗机构中方兴未艾的发展趋势的延伸，这在政治上是非常高明的。而在实际操作中，凯泽做的整合比当时所有私立医疗机构都要深入得多。因为私立医疗机构在整合的过程中常常会发现，提高医疗质量无利可图。而 VHA 的患者人群相对固定，为追求质量提供了内在驱动，这一点即使是最大的 HMO 也望尘

---

① 译注：C-SPAN 全名为有线—卫星公共事务网络（Cable-Satellite Public Affairs Network），创办于 1979 年 3 月 19 日，主要探讨政府及公共事务议题。C-SPAN 最基本的一项任务是向观众全程展示美国参、众两院以及其他讨论决定公共政策的机关的工作过程。

莫及。以药物选择为例，很多药物（如他汀类降胆固醇药物）大多数患者只有长期服用才能见效（在这个例子中就是降低心脏病发作和中风的几率）。但 HMO 的患者群不断变动，从经济利益的角度来讲，他们并不关心哪种他汀类药物对降脂效果最好，更不在乎患者是否真的服用了医生开的药。

对于与患者之间缺乏长期契约关系的医疗服务机构，药物会不会造成长期安全问题不是什么要紧的事，只要 FDA 批准就好。因为等到患者出现长期并发症时，八成早已经转投别的保险公司了。由于除 VA 外全美国几乎所有医疗系统中都存在患者人群频繁变动的现象，决策趋向于受短期的经济效益支配，而不是受患者的长期健康支配。

实惠药

认识到 VA 存在使患者健康利益最大化的独特激励，凯泽建立了一套详细的药品评审流程，并依此创建了推荐药品目录。VA 的医生和药剂师对新药进行现场研究，将其与现行疗法进行有效性比对，综合考虑所有安全因素，从而确定 VA 是否将这些新药纳入到其推荐药品目录中。

于是，VA 有时会采用其他医疗保险通常不支付的一些昂贵药物，如治疗精神分裂症的药物或治疗高血脂的高质量的他汀，这些药很贵但效果很好。"如果你知道你的病人会在你这里治疗 5 年、10 年、15 年甚至终生，"凯泽解释道，"无论是从经济上考虑还是为患者的健康着想，你都会选用这些昂贵的药物。如果你的患者人群属于冠状动脉硬化性心脏病高发人群，并且他们一辈子确定都要在你这里看病，而不只是让你管个一两年，那么你在决定哪些药物应当列入推荐药品目录的时候就会做出不同的选择。"

在对各种疗法的有效性进行评估后，VA 通常会选定一些主力药物（如使用辛伐他汀治疗高胆固醇）组成 VA 的标准药物治疗方案。这一循证医学做法不仅会为患者的健康带来好处，也会为 VA 原本就很强大的药物购买力增加筹码，使 VA 即使购买最好的药也可以获得很大的折扣。

VA 对药企有很大的权力，这自然使他们怀恨在心。他们资助研究，声称发现了 VA 药物目录的不足之处，一般来说都是抱怨 VA 纳入的新型改进药品不够。例如，药企资助的曼哈顿研究所曾发表过一项研究，声称 VA 患者的期望寿命比其他患者要短 2 个月，原因是 VA 使用新药的比例低于其他医疗机构。[6]

然而，不拿药商研究经费的独立医学权威机构——医学研究所却对这一说法予以驳斥，发现"VA 的全国药物目录并未存在过度的限制。"[7] 曾有上百万的美国人使用 COX-2 抑制剂（包括 Vioxx 和其他危险的新药）治疗关节炎。直到最近几年，他们才痛苦地认识到：某种药能获得 FDA 的批准并不意味着这种药更好，甚至并不能说明它是安全的；这种药品能被 FDA 批准只是因为短期试验（通常还是由药物生产商赞助的）证明它比安慰剂更有效。

威廉·考奇克（William Korchik）是一位 VA 医生，他曾经参与过 VA 的药品评审过程。他提到，经过这么多年的考验，VA 的药品评审过程还体现出了另一个巨大的优势，就是能够避免危险药品的使用。"我们对 COX-2 抑制剂的立场很明确，坚决拒绝将其纳入全国药品目录，并要求每一位医生在给每位患者开 COX-2 抑制剂前必须进行风险评估。"不出所料，凯泽继续说道，"当时因为这种限制，我们被骂得体无完肤。但现在我可以说，我们的限制是恰当的，因为没有充分的数据（能证明它们是安全的）。"[8]

1998 年，凯泽已经因为成功改革 VHA 的体制而获得了管理界的宗师地位。这一年他的故事被写入《CEO 真传：世界顶级商界领袖揭秘每位管理者都用得上的思想》一书。然而，他所发动的 VA 革命才刚刚开始，与此同时，美国医疗系统整体仍在危机中越陷越深。

第六章
安全第一

众所周知,在任何好的医疗卫生系统里,训练有素、兢兢业业的医生都是不可或缺的。他们要掌握大量关于人体的细节,包括生物化学、解剖学、细胞和分子免疫学等,而且还要取得相关的学术认证。然而如今,身患重病的人很可能会见到许多医生,包括各种专家。因此,这些医生之间的相互沟通、团队协作就变得至关重要。"健忘是这个系统永恒的问题,"医疗保健改进研究所(Institute for Healthcare Improvement)的唐纳德·贝里克(Donald Berwick)说,"它不记得你这个人,不记得你去过哪些地方,不记得你的事情。"

为你治病的这些医生是否都使用一份病历?他们的医嘱是否都清晰可辨?是否有一个可靠的系统来确保一个医生开的药

不会与另一个医生开的药发生不良反应？有没有人负责协调你所接受的医疗服务，例如，确保你离开医院时有后续治疗药物，并且知道什么时候用这些药、怎么用？任何一个得过重病的人，任何一个真正关心患者的家属都知道，以上问题的答案常常是否定的。

而且，其实医生并不是决定医疗质量的唯一因素。除了医生以外还有很多人，包括护士、药剂师、检验技师、勤杂工、甚至监护人，其中任何一个人出了差错，或者对安全问题的认识不足，都有可能轻易地让病人送命。现代医院可能不会发生一次死掉几千人的灾难性事故，但医生、护士和医院的技术人员却经常使用非常危险的技术（其中不乏"猛药"），这些技术每年也确实夺取了成千上万条生命，尽管每次一般只杀一个人。即使是更换床上便盆这样不起眼的工作，如果出错，都可能导致整个医院出现致命的感染。上面提到的每一项工作都是医疗系统的一部分，如果系统缺乏连贯性或质量把关不严，就会有很多人受到伤害，甚至失去性命。

这个"很多人"到底有多少呢？当然，没有人知道确切的答案。原因之一在于，医疗行业盛行"家丑不可外扬"的文化。任何一位医务人员，只要承认犯了错误，即使错误微不足道，就随时可能会被告到法院或被上级惩罚。加之医学界有一种"不服输"的精神，个人的羞耻感也会使很多医生和护士设法掩饰执业过程中的意外和错误。

此外，很多医疗事故是所有当事人都意识不到的。一位老年患者陷入痴呆并最终昏迷,没人想到导致他死亡的直接原因是一位药剂师误读了医生潦草的处方;另一位老年患者死于肺炎,没人想到他是被一位忘了洗手的勤杂工传染的。

不过,毫无疑问的是,医疗差错的数目相当大。1999年,美国国家科学院医学研究所发布了一项名为《孰能无过》(To Err Is Human)的开创性研究。这份报告至今仍困扰着医务工作者。通过对医院病历的回顾,该研究发现美国每年因为医疗差错死在医院内的人数超过98 000。[1] 后续研究结果则表明,这一研究可能大大低估了问题的严重性。例如,仅医院获得性感染一项每年就可导致9万人死亡,而大部分院内感染都是可以避免的。[2] 2006年,医学研究所的另一项研究发现,美国平均每位患者在住院期间至少每天遭遇一次医疗差错,如发错药或给错剂量。[3]

除此之外,失察造成的医疗差错也非常严重。以糖尿病为例,关于糖尿病的最佳治疗方式很少有争议,普遍认为首要的是对患者血糖水平进行严密监控。然而,如果你是一位糖尿病患者,那么你的医疗系统给你监测血糖水平或教你自己监测血糖水平的可能性只有1/4。兰德公司最近的一项研究表明,这种失察估计每年导致2 600位糖尿病患者失明,29 000位糖尿病患者肾功能衰竭。[4]

根据兰德公司的这项研究,所有美国患者接受恰当医疗的几率差不多只有一半。结果是致命的。除98 000人死于医院内的医疗差错、90 000人死于医院感染以外,还有126 000人因为医生在治疗高血压、心脏病、肺炎和结直肠癌这四种疾病时未能遵守根据循证医学制定的操作规范而死亡。

为什么如此巨大的生命损失可以年复一年地持续下去？答案很简单，除了退伍军人医疗系统外，医疗机构的管理和运行基本上都不够整合、不够协调，不能系统地推动医疗安全的提升和循证医学的发展。

与现实生活中的其他领域一样，医疗服务中的大多数意外事件的根本原因并不是一个人乃至一群人犯的错误，而几乎总是在于缺乏防止错误或疏漏的系统或流程。例如，一位护士可能在不经意间把氯化钾当成泰诺（Tynelol）溶液或者生理盐水注入患者体内，因此断送了患者的性命。事故的根源并不是这位护士不够用心，尽管她那时可能确实过于劳累，注意力不集中；根本原因在于这些药瓶都是由同一厂家生产的，外形不易分辨，却没有任何系统来防止护士把它们弄混。因此，开除这位护士并不能防止事故的发生，甚至也不能降低事故发生的几率。其他的某个护士可能也会劳累，也可能注意力不集中，也可能犯同一个错误，除非有一个系统性的解决方法来预防类似事件的发生。

完全披露

早在《人谁无过》之类的研究问世以前，由肯尼思·凯泽领导的退伍军人医疗系统就开始系统性地整治安全问题。凯泽迈出的第一步是说服他的上司,新任退伍军人事务部部长杰西·布朗(Jesse Brown),VA应当对医疗差错采取完全披露政策。凯泽指出,如果没有这一政策,他将无法使VA的员工认识到问题的严重性,也就无法使他们积极参与到创建"安全文化"的活动中来。

这一设想具有很明显的政治危险性。在美国,没有其他任何一家医疗机构会披露自己的错误。凯泽引用了当时布朗警告他的话,"如果这件事搞砸了,政治影响不好,那么你将成为第一个牺牲品。"凯泽接受了这些条件,并公布了完全披露政策。从1997年开始,VA开始建立"患者安全事件记录"(Patient Safety Event Registry)。报告医疗差错成为一种强制性措施。同时,VA向医务人员保证,这么做只是为了寻求安全问题的系统性解决方案,除非极为严重的错误,不会对个人进行惩罚。结果令人又喜又忧:喜的是,医疗差错和不良事件的报告率增长了30倍;忧的是,尽管有证据表明仍有隐瞒不报的情况,报上来的数字加起来已经骇人听闻了。

VA医疗检察员公布的报告显示,仅在1997年6月到1998年12月之间,退伍军人医疗系统内就发生医疗差错共2 927起,导致710人死亡。除用药差错之外,报告中还包括对患者身体错误的部位或错误的患者实施的手术、输血失误、虐待病人、导管或饲管插入不当及其他各种治疗事故。除此之外,VA还丢失了113位在未登记的医院或疗养院就医的患者的记录,也没能阻止277位患者自杀。[5]

过了好一段时间，媒体才注意到这份公开的报告。凯泽记得《纽约时报》的罗伯特·彼得(Robert Peter)曾打电话到家里，询问这份报告，还让自己大周末的跑到金考公司①复印一份给他。不出所料，彼得将这则新闻公诸于世后，霎时引来了全国各大报纸的口诛笔伐。《奥兰多前哨报》立刻高调报道：《VA医院内发现致命错误》。《底特律新闻》更是以《杀手医院》为题发表评论员文章，指出"国会应当解散退伍军人医疗系统，转而对其服务人群发放医疗券，或直接给予抵税额，让他们为自己购买医疗服务。"

但也有许多新闻媒体清醒地认识到了此事背后更广泛的问题。在这个报告之前不久，美国国家科学院医学研究所名噪一时的《孰能无过》就以充分的证据表明，非VA系统的美国医院里医疗差错发生率更高。至少VA敢于承认错误，而且还尝试加以纠正。为此，《纽约时报》发表了一篇评论员文章，正面评价了VA的努力。文中引用了美国顶级的医疗安全专家唐纳德·贝里克的话："美国所有大型医疗系统都下决心要提高医疗质量，但唯有退伍军人健康管理局的决心最大。"

---

① 译注：金考公司(Kinko's)：美国最大的连锁快印公司。

"挑战者"号航天飞机的启示

这种决心体现在诸多方面,我们可以从凯泽为在密歇根州安阿伯市新组建的国家患者安全中心(National Center for Patient Safety)选定的主任身上清楚地看出来。这个人就是前空军飞行外科医生、宇航员、美国航天局(NASA)事故调查员詹姆斯·P.巴吉安(James P. Bagian)。巴吉安曾指导 NASA 对 1986 年"挑战者"号航天飞机失事的调查。经过此次调查,巴吉安认为唯有建立"容错"系统才可以达到安全的目标。对于一架结构复杂、体型庞大的航天飞机来说,像 O 形圈这样的小部件出问题是难免的,真正要做的是找到发生问题的环节和原因,并采取措施使不良后果降到最低;同样,总难免会有些管理人员因为某种原因忽视安全问题的重要性,真正要做的是建立管理流程,让那些认为飞机可以安全起飞的人自己负责举证,而不是由对安全有疑问的人来承担举证责任;同时,由于未造成实际伤害后果的"有惊无险"与"未遂事件"(near miss)比最终发生事故的几率要高很多,真正要做的是确保有一套流程使尽可能多的差错被报告、被分析,从而确定问题根源,避免灾难发生。

这些观点在航空领域早已广为接受,但却从未有人尝试将其系统性地应用于医疗卫生领域。巴吉安采取的一项关键举措就是建立了一个类似于航空业使用的系统,让 VA 的员工可以匿名进行错误报告和未遂事件报告。如此一来,医务人员自报错误时就不用担心遭受别人的谴责,也不用过于背负内心的羞愧,这对于收集足够的数据并从中分析安全隐患的规律至关重要。

从这些规律看来,很多安全隐患都涉及科技含量很高的操作程序,非专业术语很难讲清楚;不过除此之外,还有相当多的"低级错误",一说就明白。例如,外科医生做手术时有时候会弄错器官,或者"左右混淆",本来是要在左肢动手术的,结果却在右肢上开了刀,其中要数喜剧演员丹纳·卡维(Dana Carvey)的悲剧最为人们所熟知。为卡维做手术清除血管阻塞的外科医生搞错了动脉,从而彻底断送了他的演艺生涯。这种所谓的"错误部位手术"(wrong site surgery)在每15 000例手术中就会发生1例,其中手足外科医生最常犯此类错误。针对这个问题,大多数医院会让人用记号笔做记号,告诉医生在哪里动刀。但巴吉安的安全调查组发现,错误部位手术中大约有1/3并不是医生把左右弄混了,而是根本就搞错了要做手术的病人。这可如何是好?

显然,VistA能够发挥很大作用。只要扫描一下患者的身份臂环,看看电脑屏幕上显示的外科临床医嘱就行了。这也是VHA的错误部位手术发生率长期以来远远低于其他美国医疗系统的重要原因之一。但即使是有了VistA也不能保证万无一失。如果输入医嘱时敲错了键,或者身份臂环的编码错了又该怎么办呢?吸取在NASA的工作经验,巴吉安创建了VHA外科手术团队今日使用的"五步法"来确认手术患者的身份及手术部位。这一流程与宇航员在发射前要核对的清单非常相似,但却几乎没有任何高科技成分。巴吉安说,这套流程中最有效的一步就是用患者听得懂的语言请患者说出(而不是确认)自己的姓名、出生日期或社会保障号、来手术室做什么。

与患者身份和手术部位确认"五步法"一样,巴吉安还采取了另一套安全措施,这个办法同样简单易行,也救了很多人的命。在护士的提醒下,巴吉安开始注意到,很多患者被错误地注射了高浓度氯化钾。氯化钾通常在稀释后用于治疗钾缺乏症。但由于装氯化钾的瓶子与装氯化钠(生理盐水)和泰诺溶液的瓶子几乎一模一样,很容易混淆。巴吉安想出了一个绝对可靠的办法来解决这个问题:不许在病房中储存高浓度氯化钾,同时所有的药品都使用条码管理。

上面说到的条码管理可以说是 VHA 采取的最为有效的一项安全措施。这是与"安全帽"的传统一脉相承的产物,也是 VHA 的普通员工主动发挥创造力的结果。已故的堪萨斯州托皮卡市护士休·金妮可(Sue Kinnick)1992 年在归还租用的汽车时曾注意到,工作人员手上拿着个小装置,扫描了一下汽车后备箱上的条码,一盏灯随之亮起。后来,金妮可对采访者说:"既然他们可以用这种方法管理汽车,那么我们也可以用这种方法管理药品。"[6]

金妮可与药剂师克里斯·塔克(Chris Tucker)和同事拉斯·卡尔森(Russ Carlson)护士依靠极少的资金和管理支持开

发出了条码管理所需的软件,并于1994年将其试用于一个有30张病床的老年精神病病房。[7]根据凯泽的回忆,他在一个网络管理者会议上得知这件事时,兴奋之情难以抑制,他说:"哇!太棒了!我一定要看一看!"然后就马上"坐飞机到托皮卡,花了一整天的时间一步一步仔细地了解这套系统的建立过程与运行机制。最后我告诉他们,这正是我们所需要的。"

凯泽有足够的理由激动,这一软件几乎消除了发药错误。率先应用这一软件的VA东堪萨斯州医疗系统,到2001年共避免了549 000起发药错误。给错药物的现象减少了75%,给错剂量的现象减少了62%,把药给错病人的现象减少了93%,护士忘记或忙到没有时间给病人药的现象减少了70%。[8]当时,私人企业尚未开发出同类的产品。即使在今天,除VA以外,实现了发药系统自动化的医疗系统仍然屈指可数。同时,在请两位非VA系统的顾问对VistA进行评估后,凯泽也得出了相同的结论——没有一家私人企业生产的软件系统能与VistA媲美,于是他宣布在VA系统内全面应用VistA。从此,VHA的医生再也不允许手写处方,再也不能只在纸上写医嘱;不会用VistA的医生必须学会使用。这个决定并没有赢得满堂喝彩。据凯泽估计,有5%到10%的VHA医生因此辞职,但他却说:这些人大多是年长的专科医生,由于工作重点已经转移到了预防和初级保健上,VHA将不再需要这些专家。再说,VistA的前景实在是太光明了。

例如,休·金妮可的发药软件可以轻易地整合入VistA,从而成为一个更加强大的安全工具。有了 VistA 的电子病历，就再也不用猜测昏迷或语无伦次的患者是否有青霉素或其他药物过敏史了。而有了金妮可的电子化发药系统，就再也不用猜测某一位医生潦草的字迹或者含混的录音到底是什么意思了——究竟是 Celexa（普兰）、Celebrex（西乐葆），还是 Cerebyx（磷苯妥英钠）。简言之，组成今天 VistA 系统的所有这些程序，各个都功能强大、优势众多，成为了系统性防范医疗差错、改进医疗质量的杀手锏。

璀璨的明星

当然，退伍军人医疗系统仍然免不了会出现医疗差错，而且一旦出了问题，总会被媒体关注。但是，当你看到这种新闻、开始思考退伍军人医院的到底有多安全的时候，一定要想想比较的对象是什么。

哈佛大学的卢西安·L. 利普（Lucian L. Leape）和唐纳德·贝里克调查了全美国医药行业在安全方面所做的努力。他们得出了一个非常令人失望的结论，并将此调查与结论一并发表在 2005 年的《新英格兰医学杂志》上。调查发现：目前尚无统计学证据表明美国医疗卫生体系整体的医疗差错发生率在下降，而且有充分的理由可以相信，随着新技术和更加强效的药物的引入，这个体系正在变得更加危险。

令利普和贝里克感到失望的是,目前美国尚未建立任何一个全国性的患者安全监控系统,同时他们也为医生普遍否认医疗存在安全问题表示悲哀。他们痛心地问:"为什么为患者提供安全服务所需的措施和政策这么难推行?""为什么有这么多的医生仍未积极参与到维护患者安全的努力中来?"但在医疗安全改进整体步伐停滞不前的阴霾之中,他们也在一个闪亮的例外中看到了希望。

文中提到了 VHA 在全系统内贯彻落实的安全措施和培训项目,以及对诸安全研究中心的大力投资,并指出:"退伍军人健康管理局异军突起,一跃成为安全操作星座中一颗璀璨的明星"。他们乐观地总结:美国其他的医疗机构将最终赶上 VHA,使用电子病历并广泛应用经过安全验证的措施。[9]

但在下一章我们将看到,除非美国医疗行业的组织和筹资方式发生根本性变化,这一愿望是不大可能实现的。退伍军人医疗系统具有独特的激励机制,不必要的或无效的治疗和化验并不能给它带来利润;相反,改进患者的长期健康和安全状况,可以在为 VHA 节省开支的同时带来政策上和资金上的支持。同时,退伍军人医疗系统的医生是经过自我选择的一群专业人员,他们比较不关心收入和自主权的最大化,而更崇尚医生的天职。总之,VA 所处的环境为改进质量提供了条件——只要美国其他医疗系统没有动机来维护或者改善人们的健康,它们就不具备这些条件。

第七章
谁关心医疗质量?

医疗经济学家 J. D. 克莱恩科(J. D. Kleinke)别出心裁地将赌场与医院做了一个对比。假设你来到了赌城拉斯维加斯,赌赢了几把之后,你欲罢不能。开始输钱了,你不由自主地把钱包里的钞票全部换成筹码。接下来,你刷爆了信用卡。到了晚上,幸运女神还在诱惑着你,但她偏偏就是不让你大赚一笔,而你呢,则是痴痴地把支票账户、储蓄账户里所有的钱都换成了更多的筹码。之后,你又玩了 24 小时,又赔了个精光。赌场非常高兴地借给你价值 25 000 美元的筹码,这相当于你退休金账户的 40% 和房产价值的 30%。然后,你又小酌了一瓶免费的苏格兰威士忌,在骰桌上最后豪赌一把,然后突发了严重的心脏病。

一辆救护车把你送到最近的医院。这个地方与赌场有何不同呢？首先，你从一个对你的现在和过去几乎无所不知的地方，来到了一个对你几乎一无所知或者彻底一无所知的地方。在让你刷信用卡或者借钱给你之前，赌场通常会使用先进的信息技术掌握你生活中的各种细节，比如你现在的工作单位，是否曾经在其他赌场被怀疑出千或者出老千被抓到过，银行账户余额，房产是否已经抵押，是否已付清了人寿保险金等。要获取上述所有信息，只需要你的名字和社会保险号，并在信息技术方面做一些投资即可。

但是接诊你的医院可没有能力搞到他们工作所需要的、关于你的过去的信息——当然，除非碰巧这是一家退伍军人医院。当然，假如你还清醒，而且身上带着信用卡，医院的办事人员也可以通过电话来验证你的保险状态；假如保险公司的电脑系统运转正常，他们甚至还查出你是否已经达到了免赔额。但是在VA系统之外，信息化方面的投资少得可怜，没有几家医院能够通过电脑（哪怕是从自己的系统里）获取病人的相关信息，比如你的初级保健医师的名字，你现在服用的药物有哪些、你对各种药物的过敏史、近亲属的名字。大多数医生仍然靠着手写和手送的病历实现相互沟通，所以如果急诊科医生潦草地在处方上写下了一种β受体阻断剂，谁也说不准最后给你的会是什么药。

赌场之所以投资信息化建设，是因为对生意有帮助——激发人们心中赌博的冲动。同样，银行之所以会建立高度一体化、复杂化的ATM银行网络系统，使得人们在国内乃至全球的任何一个地方都能从自己的账户里取钱,也是因为其中大有商机。然而,医院却不一样,医院的目标在多数人心中应该是使人恢复健康,但医院却没有像其他行业一样投资信息化促进事业向着这个方向发展。与此相反,美国医院仍然固守着19世纪的信息技术,常常使病人处在危险之中,造成数十万人丧命。这到底是怎么回事?

对此,克莱恩科曾给过一个答案。这个答案不堪入耳,却也不失真实。需要指出的是,它与技术上的可行性没有任何关系。正如我们所看到的,早在上世纪70年代,业余程序员们只用VA文字处理机就开发出了后来证明经得起考验的VA医疗保健信息管理系统的代码。克莱恩科的答案指向了医疗界诸多肮脏的秘密中最为肮脏的一个——"质量越差,收入越高。而通往低品质医疗服务最可靠的道路就是糟糕的信息或者没有信息。"[1]

好医没好报

如果这刺激到了你的神经,那么请平心静气地想一想,除了VA,其他的医疗机构是靠什么赚钱的?提供健康?非也。他们赚钱靠的是提供治疗,这两者间有着天壤之别。并不是大多数医生都钻进了钱眼里,也不是他们对你的健康漠不关心。各个岗位上的医务工作者骨子里都是非常理想主义的,他们心中向往的是为病人提供最高质量的医疗服务。但在现行的体制下,所有这些理想主义情怀只能深埋在内心,"身不能至,心向往之",他们所能承担的仅此而已。

芝加哥大学公共卫生专家劳伦斯·P.卡萨利诺(Lawrence P. Casalino)教授曾对此给出了他的解释:"美国现行的医疗市场结构,并没有为提升医疗质量创造很强的商机。"[2]

卡萨利诺说这番话的依据是他以前个体行医时的亲身经历,以及他与超过800名医疗界领袖和为员工购买健康保险的企业决策者进行的访谈。在加利福尼亚半月湾从事医疗工作时,卡萨利诺曾下定决心遵照临床指南行医。这意味着他要花大量时间同病人沟通病情、安排详细的监控和随访、记录各位专科医生都给了什么的治疗方案。

然而卡萨利诺很快发现,在当时的游戏规则下,这种对医疗质量的追求是不可持续的。没有人会为他在病人身上所花的额外时间付给他钱。如果他不想太晚下班,当然可以雇一个护士来帮他进行常规的患者教育和随访。另外他还可以与本地区的其他医生组成一个团队,在计算机技术上做点投资,使他们所提供的医疗服务之间的协调程度达到老兵医院的水平。这两件事如果办成了都可以提升医疗安全和医疗质量,但他的投资也几乎不会得到任何资金回报。作为一名个体医生,他的谋生之路是治病,而不是使人们保持健康或让病人更快康复。

同样的问题存在于整个医疗市场中,这也是VHA的医疗质量记录之所以能够超越所有私立医疗机构的重要原因。假设一个私立医疗保险公司参照VHA的榜样,投资建立计算机系统来为糖尿病患者建档,并跟踪记录他们是否得到了适当的后续治疗。那么所有的经费都需要先期投入,但收益却要等到20年之后才看得见。与VHA系统面临的情况不同,这些病人到那时很可能已经转入其他的医疗保险公司了。正如某个医疗保险公司的财务总监对卡萨利诺说的:"我们为什么要花自己的钱为竞争对手省钱呢?"

或者设想一下,如果一个HMO坚定信念、义无反顾地投资改善糖尿病治疗质量,那么不但投资回报有可能会跑到了竞争对手那里,而且还会面临另外一种危险。如果消息传出去,大家都知道这家HMO是治疗糖尿病最好的地方,结果又会如何呢?越来越多治疗费用昂贵的糖尿病患者将云集于此,保费也将被迫连连升高;而与此同时,竞争对手们却会获得大量花费不高的、相对健康的病人。卡萨利诺说,正因为如此,你从来都不会看见HMO打出广告说自己多么擅长治疗某种疾病;相反,HMO的广告里一般只能看见健康的家庭。

事实上,任何一个私立的医疗机构公开为慢性病患者提供高质量的医疗服务,也就等于把自己置于破产的风险之中。曼哈顿贝思以色列医学中心(Beth Israel Medical Center)于1999年3月成立的糖尿病中心给我们上了生动的一课。为了宣传这个冒险之举,贝思以色列医学中心说服了患有糖尿病的前"美国小姐"尼科尔·约翰逊·贝克(Nicole Johnson Baker),让她带着胰岛素泵摆姿势做广告。另一张广告相片中,她站在一个装扮成一只大脚的人身边,暗示糖尿病治疗不当常常会导致截肢。

为了避免截肢、失明和肾衰竭等其他可怕的结果出现,这个新的糖尿病中心使用了一种在医疗质量上可以和 VA 相媲美的糖尿病治疗模式。医务人员形成通力合作的团队,教病人测量血糖、计算卡路里数、培养合适的锻炼习惯,同时进行长期而仔细的监测。几个月后,该中心成功地控制住了 60% 的患者的血糖水平。这个惊人的结果引起了全国的关注。

但是那些苦心经营出这一切的理想主义者们却忘记了他们的谋生之道。例如,如果糖尿病患者去看足科医生,那么保险公司只会给予微不足道的补偿,尽管这样能大大减少日后截肢的风险。而对于营养咨询,保险公司付的钱比这更少。运动课程就更别提了。同时,由于糖尿病治疗的优异效果被大家所传颂,前来就诊的病人数量每个月增长 20%。不久,这个糖尿病中心就出现了巨额的亏损,医学中心高层最终被迫将其关闭。在 1999 年到 2006 年间,纽约共出现了三家采用这种医疗模式的医学中心,但都因为相同的原因而相继关门大吉。真是好医没好报。[3]

类似的事情在治疗其他主要慢性病时也层出不穷。比如,1995 年杜克医学中心提出要为充血性心力衰竭患者提供整体性的医护支持。护士定期给在家中的病人打电话,询问他们的健康状况,并确保病人遵照医嘱服药。营养师制定了有益心脏健康的食谱。医生们共享患者数据,并通过实证研究了解哪种治疗手段、多大剂量的药物所产生的治疗效果最佳。这些措施都成功了——至少病人变得更加健康了,住院人数减少了,住院时间也缩短了。问题只有一个:到 2000 年,由于住院人数下降以及并发症减少,医院年收入下降了 37%。[4]犹他州的 10 家医院在对肺炎病人实施整体化治疗方案后,也发生了类似的情况。[5]

除了 VA 系统外,医疗行业的诸多领域之中,为改善医疗质量而进行的投资几乎没有不亏本的。另一个非常有说服力的故事来自华盛顿州瓦特康(Whatcom)县的农村。在那里,充满理想的医疗服务提供者相互联合,创造性地建立了一个旨在降低心脏病和糖尿病发病率的"追求完美"行动计划。他们遵循全国各地最好的治疗方案,并组织了一些多学科医疗团队来给病人提供咨询、教育和就医指导。他们依照循证医学建立疾病治疗方案,同时运用信息技术使专科医生能够共享医疗记录,并为疾病管理提供支持。[6]

但是这里有个问题,谁出钱?这个项目大大改善了大众健康,并且也势必为当地的药店带来更多的商机(因为大多数慢性病患者是拿着医生开的处方到药店里自己买药的),还会替医疗照顾计划省下一大笔钱。但是有人估计,这个项目造成当地医院在 2001 年到 2008 年间收入减少 707 万美元,当地专科医师收入减少 160 万美元。[7]贝灵哈姆(Bellingham)的马德罗纳医疗集团公司(Madrona Medical Group)曾有 60 名医生参与了项目的设计,但是当他们意识到自己将付出的代价时,便选择了退出。"我们被这个理念所吸引,"马德罗纳的首席执行官埃里克·雷恩(Erick Laine)对《纽约时报》的记者说,"但是它行不通。"一个致力于提供最佳医疗服务的理想化承诺并不能解决投资的回报问题。今天,这个项目只能依靠慈善募捐生存下去,包括最近刚得到的 50 万美元国会拨款。[8]

对于非 VA 系统的美国医疗机构而言,提高医疗质量在经济上基本都是划不来的。一家医院会出于商业利益的考虑花钱去购买最先进、最昂贵的影像设备,因为这些机器会帮助医院吸引来很多高水平的医生,而这些医生又会带来很多病人。而且通过检查发现人们体内的各种问题的同时,这些机器还能进一步诱导患者对医疗服务产生大量新的需求。查出一些模糊不清的、没有症状的所谓"伪病(pseudo diseases)",比如一个微小的、生长缓慢的癌症,要不是做检查,病人可能一辈子都不知道,因为他们很可能在癌症发病前早就死于其他原因了。如果是按服务项目收费的医疗机构,那么通过投资检查技术来创造更多的"伪病"治疗需求,从经济效益的角度来说是理所当然的。

然而,投资任何最终会造成病人数量下降的技术,比如能够使疾病管理更加有效的电子病历系统,无论能给病人和社会带来多少好处,医院本身都很可能会遭受经济损失。拜其脱节的、市场化的体制所赐,美国医疗行业目前在信息化方面至少比其他先进工业化国家落后十几年。例如,德国 1993 年就开始推行医疗卫生体系信息化,到 2005 年,德国在健康信息系统(health IT system)上共计已投入了 18.8 亿美元,人均 21.2 美元,而同期美国的人均投入却只有 43 美分(总共 1.25 亿美元)。现在,无论在德国的哪一个角落发病,人们只要带着经过加密的"智能卡",获得授权的医务工作者就可以看到完整的治疗记录。[9]

在美国健康信息化全面落后的背景下,唯有 VA 的 VistA 系统能够独善其身。除了 VA 系统外,使用 VistA 的美国医院屈指可数,比如德克萨斯州的米德兰纪念医院(Midland Memorial Hospital)。但在国外,VistA 在公立医疗卫生系统的应用非常广泛,包括芬兰、德国、埃及、尼日利亚、墨西哥、印度、巴基斯坦和乌干达。[10]澳大利亚在推行全民电子医疗档案时,该项目的主持人伊恩·莱涅克(Ian Reinecke)博士找来了 VA 官员助阵。对此,他这样向自己的国人解释:"美国的退伍军人健康管理局的这套电子健康管理系统是世界上公认最好、最成功的。"[11]

漠不关心的雇主

你也许会问,为什么在市场的驱动下,美国的医疗卫生体制没有赶上全球卫生信息化的步伐呢?为什么乌干达、巴基斯坦、墨西哥的民众都已经享受到了 VistA 系统带来的好处,而美国人却非得找死守 19 世纪信息技术的医生看病呢?难道购买医疗服务的人根本不在乎医疗服务的质量?既然丰田公司可以通过销售优质汽车赢得顾客,为什么就没有一家公司能提供这样物美价廉的医疗服务呢?

并不是美国人想要获得低质量、高风险、高价格的医疗服务。如果医疗保健行业像其他大多数的市场一样,那像丰田一样的私立医疗机构可能早就出现了。然而,医疗服务的购买者对医疗质量的高低通常确实并不知晓，也不很关心，所以私立医疗机构自然也就不能依靠提升医疗质量而获得额外收入了。

这种现象最根本的原因是，大多数美国人并不为自己购买医疗服务，而是由老板来为他们购买。这种情况又是怎么产生的呢？并不是大多数用人单位出于经济利益考虑关心员工的长期健康，其实连员工的短期健康都不在老板的算盘之内——除非涉及工伤，因为工伤是要赔偿的。

在政府出台工伤赔偿制度之前，大多数雇主在员工安全上的投入微乎其微，员工的长期健康就更别提了。仅1907年，各种爆炸和事故就造成了3 242名美国煤矿工人丧命，4 534名铁路工人死于工地事故。1911年，纽约的三角地纺织厂着火，为了防止偷盗，工厂老板一直紧锁各处大门，火灾发生时，146名移民工人逃生无门，活活被烧死。后来，在老罗斯福（Teddy Roosevelt）和琼斯夫人（Mother Jones）等进步人士的不懈努力下，工伤赔偿金制度最终得以确立。从那时起，类似"安全第一"的文化理念才开始在美国的工业中兴起。[12]

具有讽刺意味的是，美国人居然把自己的健康，或者说医疗体制，托付给了他们的雇主。之所以会如此，是因为当初没有人仔细考虑过其中的问题。在美国，这种以雇主为基础的健康保险制度开始于二战期间，当时美国联邦政府在经济上强行实施工资和价格管制，一些公司为了绕开这些管制，开始以医疗保险替代加薪。

不久，群体健康保险的行业日渐繁荣起来。由于赢得了政府大量的免税补贴，这种保险稳固了自身的地位。随着其他行业赋税的增加，这笔免税补贴的价值越发凸显。但是，单是补贴还不够，还需要一场颇具战斗性的劳工运动，加上对共产主义和"社会化医疗"深深的忧虑，才能使美国企业相信还是趁早向工人提供医疗保险为妙。而今，劳工运动式微，往日硝烟散去，感觉有必要为工人提供医疗保险的老板越来越少，至于这些医疗保险到底是不是买到了高质量的医疗服务，他们就更不感兴趣了。目前，未设工会组织的企业中仅有59%为员工提供了医疗保险，而且这一比例仍在逐年降低。[13]

何况雇主即便有这份心，也常常缺乏足够的实力来确保员工享受到的是高质量的医疗服务。一些大型企业倒是可能拥有足够的人力和市场影响力，能够评估各医疗机构所提供的医疗服务质量，并通过谈判促使其提高医疗安全、推行循证医学。确实有企业做到了这一点，或者至少做出了尝试。比如，业界资助的患者安全维护组织——跳蛙集团（Leapfrog Group）就取得了很好的成果，但是却一直无法摆脱资金缺乏的困扰。大多数雇主对这些努力并不感兴趣，他们不会费力气研究自己给员工购买的医疗服务质量到底如何，更不要说去改变现状了。

现实是残酷的，当员工生病时，找人顶替他们并不是多么困难的事情。人事变动固然要花钱，但还不足以让雇主真正关心员工医疗保险的长期效果到底如何。对于极个别实在不可或缺的员工，花钱帮他们推迟或预防各种老年慢性病等疾病的发生从经济上讲也是划不来的。因为等到有人注意到这些投资的效果时,大多数工人早都退休或者跳槽了。若非如此,每个公司都会建立自己的健康促进项目来鼓励员工进行体育锻炼和合理膳食;若非如此,面对低质量的医疗服务不断造成员工的痛苦、伤害乃至死亡,大型企业早就联合起来加以阻止了。

包括哈佛大学商学院教授迈克尔·波尔特(Micheal Porter)在内,不少专家相信来自雇主的压力最终会迫使医疗机构在"恰当的水平"上展开竞争——从价格竞争和成本竞争转向价值竞争,但他们却无法解释为什么雇主一直没有这么做。按照专家们的设想,健康的员工生产率更高,投资改善员工健康就等于提高企业生产率。但大多数发工资的人却认为不值得为此付出代价。所以,雇主要么压根儿不提供健康保险,要么对所购买的医疗服务质量漠不关心。[14]尽管目前美国企业利润不断攀升,工资占 GDP 的比例却降到了 1947 年以来的最低点。可见大多数企业日子过得很好,完全可以不用费心去提高员工享受的医疗服务质量。[15]

不完全信息

你也许会问,员工们自己就不能做些什么吗?他们难道就不关心自己接受的医疗服务的质量吗?怎么说呢,我们当然关心了。但是很多情况我们并不了解,很多信息我们也不知道是否可信。我们不知道哪所医院更安全,更不晓得哪个医生比较可能不让病人做非必要的手术。我们茫然无措。

当然,大多数人知道怎么比较各种健康保险计划的价格,也有办法了解各种健康保险计划对找专科医生看病有没有什么限制。但是要分辨这些医生所提供的医疗服务质量的优劣,实在是比登天还难:我们常常在治疗完成之后仍然是一头雾水,更何况治疗开始之前。

目前我在一个智库机构做研究员,因为最近这个机构又换了一家保险公司,所以我也被迫找了一个新的初级保健医生。就像许多美国人一样,类似的事情我已经历多次,有时是因为搬家,有时是因为换单位,大多数情况下是我的单位为图省钱更换了便宜些的医疗保险,那么我又能够做什么呢?

作为一名"知识工作者",对于政府数据库、律商联讯(NexisLexis)公司的数据库和互联网的使用,我自然并不陌生。但它们所提供的信息都远远不足以让我准确判断某位医生的水平是否比另一位医生高。

如果有非常充裕的时间和金钱,再掌握很多技巧,通常可以查出某位医生是否曾因医疗事故被起诉,是否有前科,有没有行医执照。医疗照顾计划与医疗补助计划服务中心(Centers for Medicare and Medicaid Services)和极少数一些保险公司会披露不同的医院和医生对各种服务项目的收费情况,熟悉电脑操作的客户能够检索到有关资料。还有一些网站会列出哪些医生对同性恋比较友好、哪些医生信基督教、哪些医生是非裔美国人,等等,这些信息对于某些人可能很重要。[16]但对于医生的医疗服务质量和表现，我们还是只能靠蒙。

说起我自己选择新医生时所能想到的最佳方案，实在是有点惭愧。我的办法是采用以下限制条件进行筛选：有医师资格，不是个体开业的，执业点距离我家不超过10英里，从我听说过的医学院毕业，还要有自己的网站。最后这条也许看着很可笑，但我觉得这可能意味着这位医生习惯于使用信息技术，很可能会使用电子病历。

事实证明，我的策略还是有些效果的。一次我去找我新选定的医生看病，他走进诊室时的确带着笔记本电脑，态度和蔼可亲，而且基本准时。但他费了九牛二虎之力用那套新型商业软件开出了降压药，我拿到手上一看发现居然没有标明剂量。这不但使我疑惑不解，也让药剂师备感错愕。

于是，我们选择医生的时候还是离不开诸如以下的一些"标准"："我最好的朋友向我推荐这位医生"、"这个医生认同我自己的诊断，并且给我续我要的那个牌子的安眠药"、"我喜欢这个医生的服务态度"或"本地的有钱人都去这家医院看病"。近期的一项调查显示，美国人在选择医生上花费的时间是选购汽车或电脑的两倍。这也难怪，毕竟能找到的医院和医生信息少之又少。[17]用功的人还可以去查查医疗机构的排名，比如前文提到《美国新闻和世界报道》上刊登的排名，在给罗宾找地方治病的时候我们就查过。但是这种排名基本上都是依据对医院声誉或者口碑的调查，而很少参考客观的、统计学的质量指标。否则，现在一些榜上有名的医院肯定能够排上全国医疗安全和治疗效果最差的医院,这点我们将在下一章看到。

由于无法判断医生提供的医疗质量好坏,我们特别看重更换医生的权利。不论什么原因,只要医生在治疗中令我们失望,我们就可以马上换人。事实上,"选择医生的权利"已经成为大多数美国人心中判定所有健康保险计划质量最重要的指标。这实在是既让人觉得可笑,又让人笑不出来。正是美国医疗卫生体制低劣的医疗质量和破碎的体系导致我们最关心选择权,而这种对选择权的过度依赖最终反过来又造成了医疗质量进一步恶化和卫生体系愈加支离破碎。

因此,我们就会看到类似90年代在克利夫兰(Cleveland)发生的场景。一项广为宣传的、由当地企业、医院和医生资助的调查发现:有些医院的死亡率和住院时间远远高于正常水平,而且病人满意度也较低;但是这些医院中并没有哪家因此失去合同。[18]对于购买医疗服务的雇主来说,成本与选择权比质量和安全更重要,对员工来说大概也是如此。不幸的是,下一章中我们将会看到,随着美国的医疗界越来越多地采用昂贵、复杂而且常常是无效甚至危险的技术,市场失灵造成的金钱损失、伤害和死亡只会不断加重。

第八章
过犹不及

2005年初,身患肝癌的马乔里·威廉姆斯(Marjorie Williams)永远离开了人世。华盛顿国家大教堂里座无虚席,马乔里的丈夫和两个年幼的孩子,以及众多亲朋好友和崇拜者都聚集于此,表达追思。她的人生丰富多彩,光芒四射。她是《名利场》(Vanity Fair)杂志的政治评论员,《华盛顿邮报》的专栏作家。然而她给人们留下最深印象的也许是生命最后的岁月里写的那些文章。文章叙述了她同癌魔的斗争,并以犀利的笔锋揭示了她在一些所谓美国"最好"的医院治病的经历。

在生病的最初两年半时间里,曾有6家医院的32名医生给她治过病。她丈夫蒂莫西·诺亚是我的朋友,也是一名颇有成就的新闻记者。蒂莫西头脑精明,人脉甚广。为了找到能提供最佳医疗服务的场所,他们俩请教过许多医疗界的权威,但是他们追求高质量医疗服务的旅程却像罗宾和我的经历一样令人失望。

"我印象最深的是与一位非常有名的外科医生发生的一次小冲突,"马乔里在为《华盛顿邮报》写的倒数第二篇专栏文章中写道,"他的治疗方式就是迟到两个小时之后大摇大摆地走进检查室,拍拍我的手,告诉我如果他不做手术我就必死无疑,厉声制止我丈夫做笔记,说他怎么可能跟得上医生复杂的思路。"

在同一专栏中,她还描述了求医过程中遇到的另一件"难忘"的事情。

"有一次住院期间,我坐在轮椅上,一边等着护士把我从放射科门口推回病房,一边随手翻看自己的病历。这时一位素未谋面的女实习医生走过来说:'不好意思,你不应该看自己的病历。'我对她的提醒表示了感谢,然后继续看病历。于是,她又把劝告的话重复了一遍。我只好告诉她说,我已经43岁了,而且已经有5个医生给我看过病,多严重的话都听过了,这份病历上写的不可能更糟。她听完后居然从我手中抢走了病历。(从此以后,我每次看病历都会躲到女厕所的小隔间里去。)"[1]

尽管这些零零星星的遭遇本身证明不了什么,但是透过马乔里的经历,我们却能够真切地看到美国医疗体制的怪象。基本上,医院牌子越响,参与治疗的医生名气越大、人数越多,医疗服务的质量就低,甚至是危险而不必要的。

美国最差的医院

支持这个断言的证据堆积如山,也对目前的医疗体制行业形成了严重威胁。早在上世纪 70 年代,约翰·E. 温勃格(John E. Wennberg)和艾伦·基特尔森(Alan Gittelsohn)就注意到不同地区的临床操作中隐藏着一些很奇怪的规律。两人综合以往多年的病历,发现医生的诊疗过程中(比如诊断消化性溃疡或者施行扁桃体切除术的频率)广泛地存在着难以解释的差异。[2] 温勃格的儿子在佛蒙特州(Vermont)沃特伯里市(Waterbury)上学。该市 20% 左右的儿童在 15 岁之前会切除扁桃体,而在邻近的斯托市(Stowe),这一比例则高达 70% 左右。[3]

社会经济状况的差距无法解释如此巨大的差异。要是说斯托市需要切掉扁桃体的儿童真就比沃特伯里多那么多,也实在令人难以置信。治疗中存在的巨大差异表明,并不完全是科学理性在决定对哪个病人该做什么治疗,而是另有其他因素——这个想法在当时非常激进,几乎是闻所未闻。毕竟在人们心中,医生应该是把病人的利益置于个人利益之上、依据科学治病的专业人士。

通过一些巧妙的方法,温勃格和其他研究人员,大多数都是达特茅斯（Dartmouth）医学院的教员，逐步理出了背后的真相，然而结果却不容乐观。对于大多数美国人来说，决定着他们接受什么医疗服务的两个最重要因素分别是，在社区挂牌行医的医生数目，以及他们碰巧让其中哪一位医生看了病。医生越多，要做的检查和治疗就越多。所有这些额外的检查和治疗又换来了什么呢？多得多的医疗费用和医疗差错，以及更短的寿命预期。

如此结论实在是令人震惊。但是当温勃格等人把观察范围扩大的时候，却发现这种情况是不可避免的。他们发现，大牌医院和大牌医院里的医生，特别倾向于严重的过度治疗，在给病人提供必要的常规治疗时表现也非常差。例如，达特茅斯的研究人员艾略特·S.费舍尔（Elliot S. Fisher）就发现，同样是医疗照顾计划的病人，在年龄、社会经济条件和健康状况相同的情况下，在医疗费用高的医院里看病的人五年死亡率远远高于在医疗费用低的医院里看病的人。其中一个原因是，拥有大批专科医生和先进医疗技术的高收费医院，提供常规有效治疗手段的可能性比较低。

举个例子。标准的循证医学已经证明，阿司匹林对于治疗心梗病人非常有效。然而，在高收费医院，只有74.8%的心梗病人在出院时医生会开阿司匹林；而这一比例在低收费医院则有83.5%。这也许是低收费医院住院病人生存率反而高于高收费医院的原因之一。

高收费医院的病人接种流感疫苗的比例也低得多（48.1%

比 60.3%），同样的现象还存在于其他的常规预防措施，如肺炎疫苗接种、巴氏涂片①、乳房造影检查等。高收费医院普遍忽视疾病预防和出院后的后续治疗。这就有助于解释为什么不单是心梗病人，结肠癌和股骨颈骨折的病人如果不去所谓的精英医院而是选择去低收费医院治病，多活五年的可能性也会高一些。去低收费医院治病，病人获得预防保健和后续治疗的机会更高，还能更好地避免不必要的而且常常是危险的手术。现在我再告诉你，医院人均医疗费用越高，患者满意度反而越低，或许你也不会感到奇怪了。[4]

这并不是统计上的偶然。当然，即使是病情严重程度相同的病人，越了解自己所患疾病的风险，就越有可能去声誉更好、花费更高的医院治病。但同样是教学医院，人均医疗费与死亡率仍然存在正相关关系，甚至同一地区也是如此，尽管医疗费可能只是影响死亡率的一个很小的因素。新迁人口和常驻居民也存在同样的规律。

费希尔根据此类证据估计，如果收费最高的医院能够提供与收费最低的医院完全一样的医疗服务，那么医疗照顾计划将节省高达 30% 的费用，其基金的清偿能力也可以得到极大的保证。不仅如此，医疗照顾计划的病人还可享受到低风险、高质量的医疗服务。[5]

后来又有许多类似的研究都得到了相似的结果。医生自己

---

① 译注：巴氏涂片即宫颈涂片，是发现早期宫颈癌的主要途径。

好像也隐约意识到了背后的真相。2006年,《时代》杂志曾突发奇想让医生回答"假如你自己成为患者,你最怕什么",得票最高的三个答案分别是:医疗事故、不必要的手术、以及在教学医院里感染葡萄球菌。[6]

现在看来,VA医疗系统之所以在医疗质量的各种指标方面总能高居榜首,除了其自身在循证医学、信息技术、疾病管理、质量控制等方面表现不俗之外,还要感谢竞争对手脱节与低效的医疗服务。美国的医疗精英们对捞取钱财和沽名钓誉非常在行,同时他们还有庞大的科技武装库来与疾病和死亡战斗。但总体来说,这一切在临床结果中却完全体现不出来,反而有很多证据表明他们提供的医疗服务质量还比不上饱受诟病的HMO和五花八门的"圣·别处"。

罗默法则

我们如何解释这些奇怪的现象呢?要理解医疗行业,首先要明白在这个行业里,供给常常能够自己创造需求。这看似与我们的直觉和经验相悖。尤其是在你为了看上专科医生(或者做个PET扫描)等了两个星期后,除了认为医务人员严重短缺(或者严重缺少经费来为他们配备医疗仪器),很难想象还有别的解释。

然而,造成等待时间漫长的真正原因并不是医生太少了;恰巧相反,是医生太多了。专科医生迁入某个社区开业,就会诱生对其所提供服务的需求,不论他们所提供的医疗服务效果有多大,即便实际上对大多数病人是有害的。同理,医院的病床之所以常常爆满,也是因为床位供给有如此之多。只要增加一个床位,当地的医疗系统就会找到办法把它填上。这一现象是已故的弥尔顿·I.罗默(Roemer)在上个世纪50年代末60年代初最先描述的,因此被称为罗默法则。[7]

对于罗默法则产生的原因,有两个最基本的解释。第一个解释是,供需之间相互适应、实现平衡的正常途径发生了短路。在大多数经济领域,需求通过价格的变动最终与供给达到平衡。如果通用汽车公司生产的汽车超过了人们需要或想要购买的数量,那么他们就得降低价格或是提供现金返还,直到汽车售完为止。如果通用汽车不能收回成本,那么他们生产的汽车就会越来越少,或者甚至倒闭关张。

不同的是,医疗服务供给过多的时候,价格并不会降低。之所以如此,首先是因为医疗照顾计划实际上控制着医疗服务的价格。无论医疗照顾计划愿意为某个诊疗项目付多少钱,这个价格都会成为其他保险公司参照的基准。如果医疗照顾计划对各种服务项目的补偿标准由市场力量决定的话或许还好。然而,恰恰是一套官僚的政治程序在决定这些补偿标准,并进而间接决定了整个美国医疗体系的补偿水平。

于是,医疗体系内的床位数、专科医生人数、高科技设备越多,进入医疗体系的钱就越多。各方面得到的补偿程度可能不同,这就取决于其对医疗照顾计划补偿标准的影响能力了。但是对于医疗体系整体而言,过度供给并不会受到制止。相反,这些过度的供给会通过过度医疗和低效率运营消化掉。在这种情况下,除非管理极为不善或周围社区的人数减少,医院实在是不存在破产歇业的可能性。如果医疗照顾计划的补偿金额不足以收回成本,如糖尿病人的管理,医院就可以将资源转向其他一些更有利可图的项目,比如心脏手术或化疗。

对于罗默法则的第二个解释是,关于什么治疗方案和医疗程序切实有效,我们极度缺乏科学依据。医生都是受过良好培训的高度专业化人才,并且他们中大多数都有一定的职业操守,绝不会故意地让病人接受明显的过度治疗。但问题在于,对于身患多种疾病的病人(尤其是临终的患者),什么才是有效的治疗,所有的医学教科书都只字未提。对于医生该如何安排此类病人复诊的频率,什么时候该收住院,什么时候该收入重症监护,该提供什么临终关怀,等等等等,教科书里找不到按照循证医学制定的临床指南。同样,教科书也没有按照科学依据,明确指出在什么情况下该把哪种病的患者转到专科进行诊疗,更没有说在什么情况下让病人做诊断检查或影像学检查是合适的。

正是因为如此,才会发生类似下面的情况。最近发现,在俄亥俄州克利夫兰市附近一个叫伊利里亚的小城市,居民接受血管成形术治疗的比例是全国平均水平的四倍。经查,这些手术都是当地一个由31名外科医生组成的团体做的。他们之所以对这种手术有着特别的热情,可能因为这是他们最拿手的治疗方法,而且经济效益也不错。由于对血管成形术的有效性和适用性缺乏明确的标准,监管方和承保人即使面对如此明显的过度治疗也束手无策。[8]

现在的医疗行业如此糊涂,连该怎样给你治病都不知道,那它又会将你置于何处呢?它会把你放在一个容易操纵的位置,使你乖乖地顺从当地医疗界的治疗习惯。反过来,如果你已经做好决定,相信你自己或家人应该接受某种手术,或者该试试在电视或网络上见过的某种药物,你也能找到愿意遂你愿的医生。由于治疗方法的适宜性缺乏明确指导,拒绝某种治疗方案或者拒绝转诊而被起诉的医生很可能会输掉官司。尤其是如果当地大多数医生通常都不拒绝这些要求,那么败诉的可能性就更大。此外,医生们都明白顺从病人的需求就能够有钱赚,除非他们是领固定工资的。

造成这种局面的除了医生和病人之外,还有医院和保险公司。假设某人认为自己得了某种病,又从朋友或邻居那里听说得了这种病的人都去找某位医生看病。对于当地医院或是医疗保险公司来说,这意味着他们无论如何都要把这位某某医生拉拢到自己这边。除非发生最极端的情况,没有一个医院管理者会站出来说:某位医生所提供的治疗有效性缺乏依据,甚至连安全性也没有保证。

在路易斯安那州拉法叶市露德圣母堂地区医学中心,多年来传闻迈哈默德·帕特尔(Mehmood Patel)医生做了大量非必要的心脏手术。但直到帕特尔的一位同事最后依照"告密者"法将他密告至联邦法院,医院才撤销了培特尔的接诊资格。随后,医院同意缴纳380万美元的罚款,但是仍然不承认先前有办法了解培特尔医生所提供的医疗服务的安全性和有效性。[9]

随着社区中专科医生的人数增加,许多人干脆就不去初级保健医生那里看病了。取而代之的是,他们今天感觉哪个地方不舒服,就去哪个科找专科医生,药柜里的瓶瓶罐罐也越来越多。国家药物滥用研究所的艾伦·莱什纳(Alan Leshner)博士说,60岁以上的美国人中大约有17%在滥用处方药。

曾有人描写过一位名叫"佩吉(Peggy)"的老年女性患者的案例,并以此说明医疗照顾计划和医疗补助计划所提供的医疗服务缺乏协调的情况。83岁高龄的佩吉开始不明原因地感觉身体衰弱,她没有胃口,头晕目眩以至于在浴室里摔伤。很长一段时间里,她对自己和周围的人说,这只不过是衰老的自然变化。大家也都信以为真。过了一段时间,儿子越来越担心,就给她安排初级保健医生做了全面检查,才发现她竟然同时在服用四个医生开出的四种不同的关节炎治疗药物。她不无尴尬地对初级保健医生解释说,她还听说其他几位医生治疗关节炎很在行,也找过他们。[10]

很多人有一种幻想,认为如果一个医生或是一种药物不管用,再找几个医生或者再加上几种药可能会感觉好一些。随着医生和专科医生的"供给量"不断增加,医疗文化也发生了彻底的改变。不再是由一位医生为一个患者提供整体治疗或者负责协调治疗了。南佛罗里达和曼哈顿的情况最极端,患者在就诊时要看十多位专科医生,而且这些专科医生也都非常乐意将病人转诊到更多的专科医生那里。

随着时间流逝,身处其中的人渐渐对这种模式习以为常。一些孤独的老人甚至开始喜欢上向不同医生和候诊室里的病友反复讲述自己的故事,这要比呆在家里看电视强多了。若非经济成本无法维持,若非医疗差错、过度治疗和忽视预防保健造成无法容忍的损失,这种世上绝无仅有的碎片化医疗模式还会持续下去。

HMO 为何失败?

罗默关于医疗服务领域供给自动创造需求的全新描述对健康维护组织(HMO)运动产生了深刻影响。HMO 运动曾一度充满理想主义情怀,而在今天许多美国人的眼里,HMO 不过是靠拒绝提供医疗服务赚钱的机构。令人难过的是,有些 HMO 的确是这么做的,有些则是使用营销技术筛选出不太可能生病的年轻健康的客户。但不要忘了,HMO 和其他形式的管理保健组织之所以会出现,主要是因为存在着大量缺乏协调、危险性大而且常常是过度的治疗项目,这个问题现在依然存在,而且还在不断恶化。

按照最初倡导者的设想，HMO将大大提升美国医疗服务的质量，而且还会连带降低成本。儿科医生保罗·埃尔伍德（Paul Ellwood）曾最有力地论证了这种模式的优点。他曾说："作为医生，我最感兴趣的是整体化的、质量有保证的医疗服务，而且病人选择服务的依据首先是质量，其次才是价格。"[11]

在上世纪60年代末70年代初，一些志同道合的医生组建了日后HMO的雏形。他们不但看到了医疗行业不断专业化的发展趋势，也看到了人口老龄化和静态生活方式将导致慢性病患病率进一步上升，而这又要求大幅提升医疗行业的系统化、整体化、科学化程度。"整合型医疗卫生服务体系"，由"初级保健"医师负责总体协调多专科医生组成的大型医疗团体，医疗团体本身又属于一个由医院、检验科和药房形成的系统。同时，为了解决过度治疗以及忽视预防的问题，医疗费用要采用预付制。管理保健模式的另一位推动者艾伦·恩托文（Alain Enthoven）曾经写道，"（这将会）激励医生使人们保持健康"。[12]

早在那时，研究现代医学对人群整体产生的实际效果的人就已经清楚地意识到，我们亟须找到一种新的医疗模式。60年代，美国"粗死亡率"，即每十万人的死亡人数，已经不再下降了。部分原因是由于婴儿潮结束，出生率下降，也就是说婴儿和年轻人在人群中所占的比例减小了。但是现代医学本身也是一个因素，正是它的成功导致了慢性病的大流行。

你也许会问，怎么会是这样呢？就在二次大战之前，医学界有一条真理，就像一本曾经非常著名的医学教科书——《医学原理与实践》(The Principles and Practice of Medicine)上写的:"病人很少会死于给他们带来痛苦的疾病。"真正夺去身患不治之症的病人生命的是继发的致命感染,尤其是肺炎。因此肺炎曾一度被医学权威描述成"老人的朋友"(the old man's friend)。

到了1937年,有效的抗感染药物首次问世。这就是磺胺类药物。磺胺类药物以及后来发现的更为有效的青霉素和其他强效抗生素的广泛应用,彻底改变了大多数人变老和死亡的方式。在1936年到1949年间,肺炎的死亡率从接近10万分之60下降到了10万分之15。但是这个医学上的奇迹在创造不朽功勋的同时也带来了不菲的费用。由于"老人的朋友"和其他继发感染不再带走许多病人的生命,存活下来的人越来越多,他们一方面要继续忍受原发性疾病所带来的痛苦,另一方面还要承担诸如癌症、充血性心力衰竭和阿尔茨海默氏症等慢性疾病的风险。

结果非常令人意外,慢性疾病的发病率开始爆炸性增长,而人群整体的死亡率也随之停止改善。到70年代,一些有远见的研究人员,比如约翰霍普金斯大学的欧内斯特·M.格伦伯格(Ernest M. Gruenberg),开始把慢性病的迅速蔓延描述为医学界典型的"成功的失败"。现代医学确确实实正在使人群整体日渐衰弱。很明显,停止使用抗生素或者其他现代医学技术并不是解决之道。但是慢性病在人群中的蔓延也的确呼唤着一种新的医疗模式。[13]

与此同时,那些打电话到居民家里了解病人生活状况的家庭医生却逐渐淡出历史舞台,后继无人。家庭医生的手提包里或许只有一个听诊器和一些装着镇静剂和酒精的小瓶子，但他们对于患者的个人关怀却有着非常强大的治疗作用。直到60年代，这方面的文献记载越来越丰富。

克尔·怀特（Kerr White）教授通过多项研究反复证明，医生和患者之间保持一种亲密的、长久的关系，对于患者的健康是非常重要的。其中的部分原因不言自明，不过怀特教授发现这种关系所带来的健康受益中有一大部分其实来自"安慰剂效应"。无论是握住病人的手还是亲手书写处方，这位熟悉的医生本身就给病人带来了希望，也增强了他们活下去的意志力。

除此之外，怀特发现还有"霍桑效应（Hawthorne effect）"。这种现象在管理学界早已非常著名，上世纪20年代在位于伊利诺伊州霍桑市（Hawthorne）的威斯丁豪斯（Westinghouse）工厂的女工中首先发现。研究者发现，不论生产条件好坏，女工们的生产效率都一直不断提高。比如，无论是强迫她们在昏暗的光线中工作还是明亮的光线中工作，只要研究还在进行，她们就工作得更加努力。研究者最终认识到，女工们的生产效率之所以会提高，原因在于工人为居然有人这么仔细地近距离关注她们的工作状况而感到受宠若惊。怀特证明，这种现象也存在于医疗行业。接受自己熟悉的、信赖的医生的治疗，患者就更可能纠正其行为方式，戒烟、限酒、服药，从而促进自身的健康。

怀特证明，安慰剂效应和霍桑效应两者加在一起占所有医疗干预所带来的健康受益的一半。洞察了这个现象以后，他又创造了初级保健的概念，并首倡建立以初级保健医生为核心的整体化或者"管理化"医疗服务体系,以期将来的病人在从一个专科医生转到下一个专科医生的过程中不会迷失或被忽视。[14]

以上就是催生 HMO 的一些科学实证依据和理想主义考虑。对于应对 20 世纪后期疾病谱的变化,克服现代医学看似不可避免的专业化乃至碎片化趋势,这种新型医疗模式有着得天独厚的优势。它不但能控制成本,还能提高医疗服务的质量、安全性和有效性。

那么到底出了什么问题呢?HMO 最终衍生出了许多不同的形式乃至杂合体。有一些是非营利性的,也有一些变成了对华尔街或者大型保险公司负责的上市公司。有一些采用了给医生付工资的"职员模式",也有一些基本上是由合同制医生组成的松散网络。有一些是理想主义者在经营,也有一些被恶棍无赖所操控。但是他们都具有一个非常重要的共同特征,他们同患者之间只存在脆弱的、短期的关系,到现在依然如此。

20 世纪 90 年代,大多数加入 HMO 的人几乎没有任何选择权利,这是老板的决定;老板们这么做能够省下一大笔钱,他们何乐不为。而且,除了个别例外,没有哪个 HMO 能够占据足够的市场,使客户即使搬迁到外地也能保持保险关系。这些因素的共同作用导致 HMO 不可能收回在患者长期健康上所做的投资。

此外,随着 HMO 和其他管理保健提供者逐渐占据主导地位,许多医生觉得受到了威胁,他们不断向病人说 HMO 的坏话。再加上一些 HMO 还自己招来了负面的媒体报道和官司,这些无不损害了HMO这个产业的形象。但从根本上毁灭HMO和真正意义上的管理保健模式的是，患者群体的长期变动使得他们无法兑现他们曾经许下的诺言——用恩托文的话说："使人们保持健康"。

由于存在规模经济和对过度治疗的控制，HMO有助于降低价格，其效果至少比传统的按服务项目付费的模式要好。20世纪90年代，医疗费用总体增长速度急剧下降，这基本上完全归功于管理保健模式的扩张。但是由于管理保健组织同病人间缺乏长期的关系，他们无法收获这种模式对于他们自己和他们所服务对象的真正价值。因此，不少管理保健组织相继破产；更多的则是一方面让医生加班加点，一方面阻止患者找专科医生看病（即使患者的要求是有临床依据的）。

然而，当我们研究VA对于美国现有的其他医疗模式的借鉴意义时，我们不应忘记，造成HMO以及管理保健模式失败的根本问题并没有消失。恰恰相反，这些问题变得更加严重了，而且将来还会进一步恶化。

目前，超过9千万美国人患有糖尿病、癌症和心脏病等慢性病；七成美国人死于慢性病。人口老龄化、现代美国人久坐不动的生活习惯、医学自身的"成功的失败"——在这三种力量的共同作用下，慢性病的负担还将继续加重。沿着我们现在的路子走下去，随着药效不断增强、医疗不断脱节，医疗差错造成的生命健康损失还会不断增加。随着人口的进一步老龄化，这个不能提供常规预防保健服务（比如流感疫苗注射）的医疗体系，这个不是忽视就是不能妥善管理慢性病（比如糖尿病）的医疗体系，还将害死更多条性命。最后，美国人不可能眼睁睁地看着自己的家庭和国家破产，他们能支付的医疗费用是有限的。HMO不是办法，相信绝大多数美国人都同意。进一步增加补贴，使更多人能够享受更多这个破碎的医疗体系所提供的效率低、效果差、风险高的服务，这也不是办法。那么究竟如何才能化解美国的医疗危机呢？

第九章
作战计划

美国医疗危机产生的根源不在于缺乏市场规律。事实上，在医疗领域，市场规律非但不是人们所期待的解药，反而是亟待解决的病因。目前，市场机制惩罚的是提高服务质量的医疗机构，犒赏的是不提高服务质量的医疗机构。例如，前文中我们看到，在投资电子病历、预防或慢性病管理时，私立医院要冒着破产的危险。因为在现行体制下，各个机构竞争激烈，但这种竞争主要是围绕价格，而不是关注价值或品质。我们还看到，在市场力量的驱使下，也产生了严重的过度治疗；这种治疗非但无效，还常常会造成危害。与此同时，一个庞大的政府官僚机构已经成为美国医疗行业质量、创新和成本效益的标杆。我们当如何面对这些现实？又当采取哪些行动来改变现状？

许多读者可能认为答案显而易见。你或许相信，VA的范例充分说明，以VA为模板建立一个国有化医疗体系就一定能提高所有美国人享受到的医疗服务的质量。但我想仍然会有许多读者将信将疑。即使承认VA模式确实有优越性,他们也会怀疑扩展VA模式以实现全民覆盖在政治上是否可行。要知道，这是在美国，大多数美国人对庞大的政府机构有着与生俱来的不信任感。况且还有那么多巨大的特殊利益集团，它们都拥有对卫生政策的否决权。"希拉里医改"就是前车之鉴。

说实话，我个人也不相信政府能够一步到位解决问题，不可能挥一挥魔杖就变出一个全新的医疗体系。就算奇迹发生了，也一定会出现各种各样意想不到的问题。医改是当务之急，但是搞改革的人必须有政治头脑。美国人民早该享受到他们能支付得起的优质医疗服务，但由于意识形态和既得利益的阻碍，这一天迟迟未能到来。在本书余下的部分中，我将提出扫清这些障碍的策略。

拥军

首先，有一场改革从道义上来说早应该实行，而且无论哪个党派的人，只要打出这个旗号，都可能会得到丰厚的政治回报。这就是要做的第一步改革：让所有退伍军人享受到VA的医疗福利，这些是他们应得的，也是政府在征兵时曾经承诺过的。

我们先从一位较年轻的退伍军人的角度来看看美国现在的情况。假设因为恐怖分子对世贸中心和五角大楼的袭击使你义愤填膺，热血沸腾，2001年9月12日入伍。虽然参军的决定有些冲动，也包含很多感情因素，但你说服自己和家人的理由之一是，政府承诺会给予退伍军人适当的福利，弥补你个人和家庭的牺牲。

征兵的人口沫横飞地说，退伍军人的福利包括可以终身享受VA医疗服务，不管你的收入水平如何，也不管你得的是什么病，负的是什么伤。这就是当时政府对退伍军人的承诺，征兵的人并没有夸大其词。1996年，克林顿总统本人在签署《退伍军人医疗保健资格改革法案》时，曾解释说："（该法案）授权退伍军人事务部为所有退伍军人提供综合性医疗服务"。[1]

假设五年后，你已经在阿富汗和伊拉克完成了任务。周围的人都说你是个英雄。饭馆里遇到的陌生人听说你的事迹后都要为你埋单。你常常看到轿车和SUV上贴着"拥军"的标签。但问题是，25岁以下的退伍军人中有三分之一没有任何医疗保险，而你就属于那三分之一（顺便提一下，海湾战争的老兵中没有任何医疗保险的人超过十分之一）。你所能找到的工作都不提供医疗保险，自己掏腰包又负担不起。于是，你整理好所有的相关文件去找地方上的VA医疗中心，他们却说已经不能再为你提供服务了。

这是为什么呢？原来就在你在中东打仗的时候，国会和布什政府合谋剥夺了征兵人员和国家向你承诺的"综合性医疗服务"。现在,除非你生活在贫困线以下,VA医生已经不能为你医治任何"与服役无关"的疾病了。这算什么国家?

即使在战争时期,这种国家居然都能够剥夺许诺退伍军人的重要福利,而这甚至都不用提上国家议程。由于得不到足够的资金来为数百万退伍军人提供医疗,VA自2003年1月7日起实行了新的登记制度。退伍军人只有通过严格的资产调查,或者证明所患疾病与服役直接相关才能获得VA的医疗服务。[2] 新措施一出台,大多数还没有登记在册的退伍军人立即失去了享受VA医疗服务的资格。值得注意的是,参加一战和墨西哥边境战争的退伍军人能够享受VA提供的所有医疗服务,不受新措施限制,前提是他们仍然在世。就连在伊拉克和阿富汗战区服役的预备役军人,役期结束后也只能享受两年VA医疗福利,除非他们有与服役相关的残疾或通过资产调查。

要知道,颁布这项新措施的时候,美国民众正在迎来几十年来规模最大的一次医疗权益扩增——医疗照顾计划的处方药福利;美国民众(尤其是富人)正在享受着联邦政府的一系列大幅减税措施;美国军方正在为完成征兵任务而发愁,而且VA被要求处理掉全国十几家"闲置"医院,尽管医疗行业的专家对VA优质服务的称赞越来越多。不管从哪个角度来看,这套新政策都可谓是荒谬之极。

暗伤

这套措施除了道义上的问题之外，在实际操作方面也面临重重困难。例如，为了强行区分伤病是否与服役相关，必须要建立一个庞大的官僚机构，而它通常也只能凭感觉判断一种疾病或残疾的根本原因。

在下面这个真实的案例中，扮演裁决者的是退伍军人申诉委员会。1996年，一位获得包括紫心勋章在内的多项奖章的越战老兵到VA看病，主诉听力减退。病历显示，他退伍时听力检查结果正常，但1992年起开始使用助听器。那么造成他听力减退的原因究竟是什么？是越战期间每天隆隆的战火，还是他年轻时可能听过的摇滚演唱会，抑或是衰老的自然结果，或是三者兼而有之？[3]如果是因为战火，他就有资格享受VA的医疗服务。你可以想象，就为解决这类问题，动用了多少官员、律师、法官和医生。退伍军人申诉委员会每年要处理38 000起申诉，其中大部分都存在类似的争议。[4]

其连带效应也波及了纳税人。由于对VHA实施了严格的资格准入标准，医疗照顾计划就要面对更加高昂的医疗费用，最终还是要纳税人埋单，而且代价高得多。"我无法理解这中间的逻辑"，肯尼思·凯泽说，

"VA提供的服务通常胜过医疗照顾计划。患者满意

度也更高。(平均每位患者的)成本也只有医疗保险的二分之一到三分之二。那你为什么非要把人拒之门外,不让他们去 VA 看病,逼着他们加入医疗照顾计划呢？为什么不让医疗照顾计划的受益患者享受 VA 的福利呢？"

据国会预算办公室(Congressional Budget Office,CBO)估计,如果从 2007 年起恢复所有退伍军人完全享受 VA 医疗服务的资格,那么到 2015 年医疗照顾计划就能节省 295 亿美元,医疗补助计划也能节省 48 亿美元。此外,数百万退伍军人将脱离没有保险的窘境,也不用像现在这样在 VA 以外的医疗机构接受过度的、脱节的治疗。尽管 CBO 没有计算过,但其社会效益无疑将大大超过经济上的收益。

因此,解决美国医疗危机要迈出的第一步很简单：兑现对退伍军人的承诺。根据 CBO 的计算,扣除为医疗照顾计划、医疗补助计划和其他政府医疗计划省下的款项,实施这个办法第一年大概只要花 380 亿美元,到 2015 年平均每年约 720 亿美元。[5] 由于 VA 在人均成本和治疗效果方面都有优势,实行这个办法还可以释放大量的社会资源,并使之发挥更大的作用。这么说来,所需要的实际成本还要低得多。

例如,医疗照顾计划的糖尿病患者最终需要截肢和透析的可能性比 VA 的糖尿病患者高得多,而这两项治疗的费用都不菲。CBO 在测算成本时并没有考虑到这些情况。CBO 还忽略了一点,那就是违背对退伍军人的承诺导致海军、陆军、空军和海军陆战队征募新兵的成本增加。根据哈佛—剑桥医院"退伍军人医疗保险课题组"的报告,170万曾为国服役的军人没有享受任何医疗保障。[6]对于打算参军的年轻人来说,这传递了一个怎样的信息?

要迈出这一步并不需要什么政治奇迹。难道有保守主义者认为国家对退伍军人食言不会影响军队的战斗力吗?难道有自由主义者认为亲近退伍军人、推动取消布什政府的医疗福利削减在政治上是不明智之举吗?难道有哪个党派的美国人认为拒绝兑现征兵时的承诺无可厚非吗(尤其这些军人参加的还是美国史上历时最长的几场战争之一)?

家庭医疗

按同样的逻辑,我们可以推出全面医改的第二步。那就是向所有年龄段的退伍军人保证,拓展VA医疗系统以覆盖其配偶和未成年子女。肯尼思·凯泽对退伍军人的政治和医疗有所了解,他相信这项措施如果实行,退伍军人会非常满意。而且,这对于改善退伍军人享受的医疗服务质量也大有帮助。例如,年迈的老兵和他的妻子可以一起去找初级保健医生看病,医生可以考虑夫妇相互依赖的情况,指导他们相互照顾对方的各种慢性疾病。VA已经为这位老兵提供了全美国品质最好、成本效益最高的医疗服务,如果能把夫妇两人同时纳入覆盖范围,一起进行治疗,那么效果还会更好。

再说说生命的另一端。根据现行法律,VA 可以为孕产妇提供医疗服务,但她的孩子不在服务范围之内。因此每年大约有 1 000 名女性退伍军人不得不在预产期将近时转去 VA 以外的医疗机构。[7] 这能说得过去吗?同样,将退伍军人的家属纳入 VA 的服务范围能够为医疗照顾计划和医疗补助计划节省一大笔开支,也能促进它们提高医疗质量和成本效益。现在只有极少数军人家属能够享受 VA 服务,而且仅限于一些特定的治疗,还要看有没有空闲床位。我的建议实际上就是允许军属通过缴费进入 VA 系统,包括那些已经加入医疗照顾计划和医疗补助计划的人。

这条建议一旦被采纳实行,病人量将大大增加,VA 能否应付得过来?当然不是各个 VA 机构都一下子就有这个能力的。飓风卡特里娜过后,新奥尔良和墨西哥湾沿岸的 VA 医院仍然是一片废墟。佛罗里达州中部生活着大量退休老兵,却没有一家 VA 医院,佛州其他地区的 VA 医院和诊所就已经满负荷运作了。拉斯维加斯也存在类似的情况。但同时全美的城市和街区又有数十家 VA 医院面临关闭,因为患者量不足以使诊疗量保持在安全水平。

目前它们主要集中在中西部、东北部和加利福尼亚州的部分地区,正是退伍军人大举外迁的区域。[8] 想想未来几十年,我们就会看到,美国其他地方很快也会出现类似的情况。现在全美国只有不到 2 400 万退伍军人,VA 预测 10 年后这一数字就会下降到 1 950 万,到 2033 年将只剩 1 440 万。[9]尽管有不少军人在阿富汗和伊拉克服役,2006 年美国现役军人的数目也只有 80 年代时的三分之一左右,只有 1945 年的十分之一。

今后 20 年,高龄退伍军人的数量将会锐减,而他们通常是使用 VA 医院最多的人群。据估计,85 岁以上的退伍军人将从 2006 年的 253 385 人减少到 2026 年的 162 032 人。2026 年后,随着越战老兵逐渐达到 80 岁,高龄退伍军人的数量将会有所回升。但至少在 2033 年以前,85 以上退伍军人的人数都不可能达到今天的水平,这与美国整体人口的老龄化趋势恰好相反。[10]

那我们为什么要给退伍军人设置越来越多的障碍,使他们难以享受 VA 的医疗福利呢？我们为什么要关闭 VA 医院,而不是向更多的退伍军人及其家属开放呢？2004 年 5 月,VHA 宣布将在宾夕法尼亚州的匹兹堡、密西西比州的格尔夫波特和俄亥俄州的布维克斯维尔关闭几家医院。[11]即便如此,VA 仍然有四百万平方英尺(约 37 万平方米)的闲置房产,在现行的资格限制制度下不能得到利用。到本文成稿时为止,又有 17 家 VA 医院进入了关门之前的"审查阶段"。

让我们来看一个具体的实例,VA 正在考虑关闭或合并纽约的两大主要 VA 医学中心,一家在曼哈顿中心区东面,另一家在布鲁克林的湾脊区。这两家机构共有 360 名医生,与纽约其他医生不同,他们使用的是完全一体化的电子病历系统(VistA),最大限度地保障了患者的安全,满足了循证医学的要求。曼哈顿 VA 医学中心有 171 张床位,擅长急症内科学、外科学、急性精神病学及神经病学治疗。布鲁克林 VA 医学中心有 147 张床位,擅长急症内科学、外科学、精神病学,以及家庭药物滥用治疗。两者都是当地医学院校的附属教学医院,共有研究预算 570 万美元;都建于上世纪 50 年代,而且维护情况良好。一旦发生恐怖袭击或像许多人预计的那样出现禽流感大流行,这两家机构都能够挺身而出应对纽约城的不时之需。当地的老兵组织和纽约的政客们都力挺这两家医院,尽力使它们撑到现在。

问题是怎样保证足够的患者数目使医院可以保持安全运行。大批退伍军人迁出纽约,剩下的大多年事已高。实行严格的资格制度就意味着,各年龄段的退伍军人大多数都会被 VA 医院拒之门外。综合考虑这些因素,VA 做出了测算:未来 20 年 VA 医疗系统登记在册的本地退伍军人将减少 58%,这两家医院的床位可能会大部分闲置。[12]

那么应该怎么处理这些医院呢?如果不接着作为医院使用,那么一定会被夷为平地,在这片寸土寸金的地段建起高级公寓大厦,或许这样才能创造最大的社会价值。或许还有别的办法,比如让 VA 医院里广大高效工作的医护人员进入其他医疗机构,从此不再享受 VistA 带来的便利,他们的利益也不再与患者的利益统一。但我总觉得,可能存在一个更有想象力的解决方案。

第十章
健康一生

只要在 VA 的医院或诊所呆上一段时间,你就会注意到患者之间似乎是一见如故,一拍即合。在大厅里,你会看到老兵们交流战场上的经历,或是询问某某人的近况;你也会看到军嫂们亲如一家,因为她们同样深知丈夫在异国他乡受伤时妻子的感受,也了解一边辗转于各个基地,一边抚养家庭,又是怎样的艰辛。更为令人称奇的是,这种特殊的情感纽带还存在于医患之间,因为许多医生自己本身就是退伍军人,要不至少也是对退伍军人的社会境遇深感同情。所有这些情感上的联系都是构成 VA 文化的关键。

正因如此,我逐渐相信,允许与军队不相关的人享受 VA 的医疗服务并不是个好主意,尽管这一提议初看起来可能颇有道理。1992年,老布什政府的退伍军人事务部部长爱德华·J.德温斯基曾提议,向医疗补助计划的普通受益患者开放位于亚拉巴马、弗吉尼亚和蒙大拿的三所利用率过低的VA医院。此举引来了老兵团体的强烈反对,德温斯基惹祸上身,被迫下台。未来如果不希望发生类似的反抗,可以把所有老兵及其家属纳入VA的保障范围,不过只要是打算让老兵们与外人分享"他们的"医疗系统,就必须考虑潜在的强大政治阻力。

然而,这并不妨碍我们给予所有美国人享受VA医疗模式的权利——前文中我们已经看到,VA模式在医疗质量、成本效益和患者满意度方面都超越了其他所有美国医疗系统。我们可以先来给这项工程取个名字,再给它一个口号。名字不如就叫VistA健康共同体,因为新医疗的基础将会是VistA软件和依靠VistA实现的VA医疗模式。口号就是"健康一生",因为VistA健康共同体的另一项宗旨是为所有有需求的美国人提供持续完整的终身医疗保健服务。

我已经能听到有人在嘀咕了:"社会化医疗"。如果你指的是取消医疗行业的竞争,代之以政治博弈或者政府管制,那就误解我的意思了。按照我的设想,医疗服务供方之间的竞争会越来越激烈,而且许多医疗机构将仍然保持私营性质。从宏观上说,主要的变化在于竞争重心的转移,从过去压低成本、抬高补偿的竞争,转向为患者创造最大收益的竞争。

第一步是启动示范项目。虽然有很多地方可以作为示范点,但波士顿地区无疑是首选。原因很简单,马萨诸塞州(译注:

以下简称麻省)刚刚通过了划时代的医疗保险法案,具备了实行VistA健康共同体的重要先决条件。

该法案要求,麻省所有公民必须拥有医疗保险,就像所有开车的人都必须持有驾驶员保险一样。如果所在工作单位提供医疗保险,麻省公民就必须接受并参保,除非他(她)能证明自己已经通过其他途径获得医疗保障。对于不提供医疗保险的单位,州政府将组织圈定医疗保险购买范围,通过这种途径购买保险比个人购买要实惠得多。对目前尚未纳入医疗补贴计划的低收入人群,州政府还会按收入水平给予一定的保费补助。

无论身居何处,很快你就会听到越来越多人谈起"麻省医改模式"。这是自由派和保守派费尽心机做成的一笔好交易。民主党控制的立法机关通过法案,共和党人州长米特·罗姆尼(Mitt Romney)签署生效。政治光谱中各色的智库机构和利益集团都给予了支持,美国传统基金会、美国医学会、各行业工会和城市研究所等组织机构也都表示了拥护。保守派看重它对个人责任的强调,自由派则欣赏它能够实现全民覆盖。

双方共同看好的一点是,该法解决了困扰医保市场的难题——人们只有在认为或确知患病时才会去购买医疗保险。据估计,麻省未参保人群中有近三分之一年收入超过9万美元。[1]他们通常是健康的年轻人,自恃不会有大笔医疗支出,所以决定"裸奔"。这一现象称为"逆向选择"。正是由于逆向选择的存在,保险公司对参保个人收取的保费远远高于群体保险,参保个人很可能确知自己的医疗费用会超过保费。为确保VistA健康共同体能够顺利运作,必须像麻省一样实行强制参保。否则,VistA健康共同体自身就会为逆向选择所累,因为年轻人和健康人不愿意加入,而老年人和病人则会蜂拥而至。

解决了逆向选择的问题,再让我们来看看VistA健康共同体如何运转起来。假设在波士顿启动示范项目。波士顿有多达56家医院,但绝大多数微利运营。最新数据显示,2004年有42%的医院处于亏损状态。对这些深陷财务危机的医院来说,以下交换条件可能会颇具吸引力:只要安装VistA健康信息管理软件系统,并承诺遵循VA的绩效指标和循证医学操作规范,你就能获得一份为固定人群提供医疗服务的合同。

构成这个人群的将是应政府强制参保要求加入VistA健康共同体的本地居民。如果得到了良好的服务,他们大多都会长期使用这一系统,因为决定去留的是他们自己而不是所在的工作单位。

与此同时,VistA健康共同体还将解决一个十分艰巨的问题,一个强制参保解决不了,甚至可能还使之恶化的问题。麻省模式本身几乎没有控制医疗成本、提高医疗质量的作用。全民覆盖确实可以保证多数人及早就医,目前未参保患者给急诊部门带来的巨大压力也可得到缓解。但除此之外,麻省只是夸下了海口说要"按绩效付费(pay for performance)",却未见任何改变医疗服务效率和效果的措施,实际的改善就更谈不上了。

也就是说,那些给不需要的患者做心脏手术的外科大夫(这样的医生波士顿就有很多!),那些未能给糖尿病患者提供恰当治疗的内科医生,都将获得更多的患者,从这些患者身上,他们可以捞到更多的保险补偿金。麻省模式没有消除美国医疗行业（VA 除外）普遍存在的负面激励机制——鼓励提供治疗服务,不鼓励预防保健,不鼓励追求疗效。不难想象,用不了几年,麻省就会面临医疗成本暴涨的窘境,除非它建立一个像 VistA 这样的医疗服务系统。

任何一个州,乃至全美国,只要采用"单一付费方(single-payer)"的体制,比如把医疗照顾计划拓展到覆盖全民,都难逃同样的结局。仅仅提高医疗服务的可及性是不够的,这样只会增加对医疗服务的有效需求,推高成本,付得起医疗费用的人会越来越少。解决无保人群的问题固然很关键,但必须同时改善医疗服务的效果,否则不仅成本无法维持,而且花这么多钱换来的医疗服务的价值也非常低,甚至是负面价值。幸好医疗行业实力雄厚,现在还可以满足每个美国人的医疗需求,而 VA 则为充分利用这一有利条件提供了范本。

燎原

VA 之所以能成为全美国最好的医疗系统,最重要的原因在于 VA 是一个真正意义上的"系统"。全美各地都有 VA 的分支机构,能够提供持续完整的终身医疗服务。不能指望一个示范项目产生与 VA 同等的效果。规模是至关重要的。如果人们不管因工作或退休搬迁到任何地方都能享受到同一个系统提供的服务，那么他们就更可能一直使用这个系统，并且能从中得到更为优质的服务。与所有的网络（不论是铁路、电话，还是互联网）一样，可及人群范围越广，它的价值就越高。与铁路、电话、互联网一样，政府的投入和干预是网络发展的必要条件。

那么VistA健康共同体怎样实现快速增长呢？已然关门大吉或濒临破产的医院全美国到处都是。设想一下，现在你负责经营一家深陷财务危机的医院，暂且就叫它"圣·别处"医院。

作为一院之长，你想在医院里推行电子病历系统，改善预防保健，实现慢性病的有效管理。当今医学界但凡有头脑的人（至少那些没有读过MBA的人）都赞同这么做。懂生意经的下属会劝谏你，做这些事情你要投很多钱，而且这些投资是收不回来的，因为医院赚钱靠的是治疗患者，不是使人们保持或恢复健康。

跟你合作的一些保险公司和大企业希望医院安装电子病历系统，不过他们给出的条件常常没什么吸引力。毕竟如果这个系统只在一家医院使用，那么其绝大部分优势就无法显示出来。你不能强迫医生在自己的办公室使用它，更不能要求医生将它结合到实践中去。商业软件都贵得离谱，而且只要读一读关于医疗行业的报刊你就会知道，尝试使用商业软件并以失败告终的医院不在少数，指望它能收回成本那简直是痴人说梦。

话虽如此，保持现状也实在是让人难以接受。在影像设备等其他技术方面，你要和市场上的其他医院展开"军备竞赛"。

来自保险公司和大企业,甚至是来自患者的压力也越来越大,他们都要求你压低价格。许多本地的老牌制造商如果再不控制住他们的医疗支出就只能关门大吉了。总之,由于种种原因,你的利润受到了严重的威胁。正当此时,市场上又来了一个新的玩家——VistA健康共同体。它可能会比较强势,也可能比较沉稳。如果非常强势,它可能会对类似你手中这样的医院说出如下一番话:

"如果你想赚医疗照顾计划或医疗补贴计划的钱,就得加入VistA健康共同体,安装VistA软件,并用它来证明你达到了VA的某些绩效标准。比如说,如果超过5%的心梗患者在出院时,医生没给开阿司匹林或β受体阻断剂,那他就会受到惩罚。同理,不管在医院还是在自己的办公室,医生都要使用VistA软件,都要遵循软件中的医疗规范,否则如果你给予他接收患者入院的权利,你也会受到惩罚。"

它说的话也可能不那么咄咄逼人,但却仍然句句在理:

"我刚刚创建了一个新的医疗服务计划,可以使个人和小企业满足全民参保的法规要求。我现在正将各个医疗机构连成网络,参与这个计划的受益人将能享受到我们提供的医疗服务。这个网络叫VistA健康共同体。共同体的患者群巨大,需要大量投入;我们不久就要将网络扩展至全美国。如果有意参与进来,我非常欢迎。但要获得加盟资格,你必须安装VistA软件,采用VA的医疗模式。作为优惠条件,你所需要的硬件以及安装和使用 VistA 过程中所需的任何支持,都由我来埋单,而软件本身是免费的。"

无论是强势还是温和,这样一个竞争者的出场必然会改变你所熟知的世界。如果你加入 VistA 健康共同体,医院里的许多医生和专家就会叫苦不迭。他们中的许多人都惧怕电脑;其他人(尤其是专科医生)会指斥 VA 所奉行的循证医学模式是刻板僵化的"菜谱医学(cookbook medicine)",并且理所应当地认为这种模式会对他们的收入构成严重威胁。

但拒绝加入 VistA 健康共同体也颇为尴尬。比如说,镇上加入 VistA 健康共同体的医院都实现了全面电子化,而你这家医院却还在使用纸质病历,面对患者、承保人和与医院商谈合同的大企业,你怎么解释?加入了 VistA 健康共同体的竞争对手能够证明它遵循循证医学的规范标准,而你却不知道手下的医生在干什么,也没有能反映治疗效果的数据,这一点你又如何解释?最后,也是最重要的一点,你的费用明显高于 VistA 健康共同体,你还有什么话说?

随着 VistA 健康共同体的扩展,单是其庞大的规模就可以为消费者带来更多好处。一旦实现全国覆盖,就会有更多的人被吸引进来,因为只要参加 VistA 健康共同体,不论哪个地方生病,只要在美国境内,他们都能就近就医,医疗机构会有他们的完整病历,而且一直都在服务区内,自然也不收"漫游费"。

即使有一家医院或 HMO 最终决定不加入 VistA 健康共同体,双方的竞争也能刺激它提高自身医疗质量。没有来自美国邮政的竞争压力,联邦快递和 UPS 就不会成长为如此高效的快递公司。同理,VistA 健康共同体会给其他医疗机构带来很大压力,促使它们赶超 VistA 的业绩。如果它们唯一的出路是形成凯撒·培门南特(Kaiser Permanente)那样的大型整体化系统,那是再好不过了。虽然庞大的规模会带来负面的舆论影响,但现在美国能在质量上与 VA 一较高下的唯有凯撒这样的大型系统了。

反过来也一样。VistA 不会垄断医疗业,甚至不会像英国国民卫生服务体系那样形成准垄断地位,所以必须为自己争取客户。即使有朝一日,联邦政府强制医疗补助计划和医疗照顾计划的受益患者只能在 VistA 附属的医院和诊所就医,VistA 仍然需要与私立医疗机构争夺不受上述两项计划保障的客户,正如现在 VA 要与美国其他医疗系统争夺退伍军人的医疗市场一样。把竞争引入正轨,而不是取消竞争,这就是 VistA 超越医疗体制国有化的关键优势所在。

谁来付钱?

现在让我们站在纳税人的角度来看看 VistA 健康共同体。VistA 的筹资来源主要是参保人的保费和自付金额。当然,VistA可以完全通过税收筹资,不过这又何苦呢?美国人痛恨交税,尤其不愿意为那些用不到自己头上的服务交税。在麻省所采用的强制参保体系中,不会存在搭便车的情况,使用者和非使用者之间也不会有很多交叉补贴的情况。这个系统主要是靠"使用费"养活的,这些钱直接由VistA收取,再加上部分一般性财政收入来为收入低但没有资格享受医疗补助计划的人提供保费减免。

同时,每一位享受医疗照顾计划和医疗补助计划的人,只要被政府引导或者强制加入VistA,都会为纳税人省钱,时间越长越明显。VA为一个病人建立电子医疗记录平均每年只花80美元。用卫生部代理副部长乔纳森·B.珀林(Jonathan B. Perlin)的话说,"这跟现在重复验血花掉的钱差不多"。[2] 通过避免非必要的测试和治疗,加上更好的预防保健和疾病管理,更好地避免医疗差错,节省下来的费用总数难以估量。不过可以肯定的是,VA医疗模式的成本效益是无以伦比的。肯尼思·凯泽指出,VA老年病人的人均费用仅仅是享受医疗照顾计划的老年病人的一半到三分之二左右。VA的人均医疗费用在近十年内基本上保持不变,而美国卫生保健系统整体的人均费用却在连年增长。随着时间推移,VA的成本优势将会大得惊人。

还有个锦上添花的办法。我们的社会中有许多人从事的是非常有价值的公共服务,例如警察、消防队员、市中心贫民区学校的教师和愿意在农村行医的医生。VistA可以给予他们保费减免的优惠政策。这不是一种福利,而是对其为公众服务的认可。[3]

建立 VistA 健康共同体不需要政府投入巨大的资金成本。虽然 VistA 系统可能会选择在一些医疗机构覆盖不足的地方新建医院和诊所,比如农村地区和市中心贫民区,或者帮助现存的医疗机构升级到符合 VistA 的标准,但是 VistA 的大部分附属机构将来自于私营资本、慈善机构和地方政府。他们现在是,将来也依然是这些医疗机构的所有者和经营者。VistA 与这些医疗机构的关系就像总部和特许加盟店关系:从技术到采购,从信息管理到市场营销,VistA 都会设定标准并要求加盟店遵照执行,以实现规模经济。

当然,VistA 健康共同体会大力宣传它对客户的好处,让人们明白它的医疗模式经反复研究证明是全美国安全性最高、效果最好、客户最满意的。如果宣传得法,老百姓将来发现自己的医生或者医院门上没有 VistA"健康一生"的标志,可能都会感到心里没底。

洪水、病菌和炸弹

VistA 医疗系统还有助于解决另一个难题,那就是如何在医疗需求激增的情况下(比如禽流感流行、大地震、大飓风或者恐怖袭击时),保证社区拥有足够的医院床位。例如,华盛顿倒了一大批医院,现在各医院只剩下 4 346 张床位,并且在沃尔特·

里德陆军医学中心(Walter Reed Army Medical Center)的主体部分关闭后,这个数字还会下降。然而测算显示,如果发生大流感,就算流感病毒只有中度的危害性,华盛顿将有约5 000人需要收住院。即使华盛顿范围内所有医院里的病人(包括圣·伊丽莎白医院(St. Elizabeth)的精神病人、哈德利纪念医院(Hadley Memorial)的长期急症医院中年老体弱的病人、华盛顿VA医疗中心的所有老兵)都腾出床位,仍然不够高感染性的流感病人使用,实际上连隔离都不够。

这种情况在全美国随处可见。自1980年起,美国人均床位数大约下降了四成。现在,美国只有大约96.5万张床位,而据非营利性公众健康促进组织美国健康信托会(Trust for America's Health)估计,如果类似1918年的病毒性流感大流行再度发生,全美国将有230万人需要安排住院。

病床数量逐渐下降不是没有道理的。新技术使门诊服务能够发挥更大的作用,从而在一定程度上替代了住院服务;医疗价格的疯长更要求人们精打细算,追求"性价比"高的服务。但其结果却连带地削弱了医疗体系的应急能力,一旦发生疾病大流行、重大恐怖袭击或者自然灾害,目前的医疗体系就难以承受了。

那么有什么办法呢?正如在第八章中我们所看到的,单单增加床位数绝对不是个好主意。医院的病床会自行创造需求,至少当它们被控制在追求利益最大化的医生和医院手中时会如此。但是在仿照VA模式建立的系统中,罗默法则却不起作用。

由于没有经济激励，VA并不会因为床位是空的就想诱导人住进来。VistA的加盟医院也是如此，这些医院拿固定的钱，为固定的人群服务。

要想使VistA医院系统保持突发事件的医疗应急能力，就必须给予一定的公共财政补贴，不过这也是天经地义的。大流感、大飓风、大地震、恐怖袭击……突发事件免不了会发生。一旦建成能够应对的医疗系统，所有美国人（包括从未使用VistA的人）都将从中获益。正如前文提到的，在新奥尔良（New Orleans）遭受卡特里娜飓风袭击之后，大批民众被迫转移，VistA的电子病历充分展现了自身的价值。

治理

可能有人会担心，政客们和利益集团会不会过分左右VistA健康共同体的政策制定呢？这种担心不无道理。长期以来，VA确实存在这个问题。例如，肯尼思·凯泽曾建议对波士顿的VA医院进行合并，结果约翰·克里（John Kerry）不但拒绝了这一提议还阻止他连任，就此终结了这位神奇的领军人物执掌VHA的生涯。VA之所以能建成最成功的整体化医疗系统，并非拜国会所赐。[4]恰恰相反，在整个过程中，国会只是一个冷眼的监视者。

VistA健康共同体必须在一定程度上摆脱政治干扰，否则很可能某些医疗设备制造商会搞定国会，强令VistA或者其附属机构购买原本不需要的设备。药商同样可以使点手段把他们的药物塞到 VistA 的药品目录里。各个专科的医学专家也会百般游说，迫使 VistA 将一些效果不明的服务项目纳入临床规范中。

因此，我建议将 VistA 健康共同体独立出来，并由局外人组成独立董事会进行决策。美国国家科学院医学研究所尽管在国会名下，但它却是完全独立的机构，甚至连经费都是独立的。因此可以采用相同的模式在国会名下成立类似的机构，依靠 VA 和美国医疗卫生政策研究局（Agency for Health Care Policy and Research）的协助，为 VistA 健康共同体制定循证医学临床规范。这么做还会带来一个重要的好处，那就是会减少医疗纠纷。如果医生遵照这样一个独立机构（希望也是权威性机构）所指定的治疗规范行医，那么遇到患者起诉自己治疗不当或拒绝为其提供必要的治疗和检查时，医生就不会处于极为被动的境地。

医生的角度

接着这个话题，我们来谈谈医生会如何看待 VistA 健康共同体。很多医生，尤其是上了年纪的医生和钻进钱眼里的医生，不会有兴趣去 VistA 附属的医院、诊所或者医疗团体工作。有些人很难适应电脑操作。还有些人，比如腰椎外科的医生，可能会发现他们的特长在 VistA 健康共同体中竟然毫无用武之地，因为没有任何证据能证明这些治疗手段有效，或者效果不次于其他治疗方法,这些技术几乎在 VistA 的临床标准中根本找不到。同时,对于那些经常给患者做不必要的手术和检查的医生来说,在 VistA 健康共同体的医院工作就意味着工资将会严重减少。

但是还有很多医生会非常愿意成为它的一员,因为它真正依靠科学行医,真正把病人的利益放在首位,真正强调疾病预防和整体健康,而且应用了 21 世纪的信息技术,还不需要跟保险公司打交道——而这样的医生才是我们真正需要的。现在,大多数 VA 医生已经无法想象当年没有电子病历的时候他们是怎么工作的了。大多数 VA 医生也非常庆幸不用为处理保险公司那些繁琐的文书程序而费力,不用操心办医疗事故险。大多数人还有一种自豪感,因为他们所在的这个医疗系统中,决定治疗标准的是临床证据而不是经济利益。

对很多医生来说,VA 的吸引力在于它和医学院之间的附属关系,以及由此带来的参与教学和科研的机会。这种机会同样属于 VistA 附属医疗机构的医生。在美国的很多地方,由于老兵人数急速下降,VA 医院要么被迫精简规模,要么面临倒闭的危险,医学院需要在 VA 之外找到新的教学基地来训练实习医生和住院医师。在像波士顿这样医学院云集而老兵人数骤减的地方,这种需求尤为迫切。VistA 附属的医疗机构将能挽救目前依靠 VA 为学生提供培训基地的医学院。同时,与医学院联手也能帮助 VistA 系统的医院和诊所吸引高水平的大夫,包括那些将来可能会因为老兵数量减少而下岗的 VA 医生。

那么VistA附属的医疗机构该不该像VA那样采用雇员制呢？我认为答案不是唯一的。雇员模式毫无疑问能减弱医生提供过度治疗的动机，也更容易吸引一心看好病而不是赚大钱的大夫。然而，如果私立医疗团体同意使用VistA软件，并愿意遵循VistA诊疗规范，似乎也没有理由不让VistA附属医疗机构与他们签订合同，按人头费把病人转包给他们。

如果存在任何治疗过度或者治疗不充分的迹象，VistA软件系统生成的数据会很快显示出来。此外，VistA软件系统还能追踪病人等待就医的时间，也就是说，如果医生试图拖延诊治，或者突然明显改变了原本的治疗常规，他们很快就会被发现。作为优惠条件，VistA还可以主动提出为遵循其绩效标准的签约医生购买医疗事故险。

如此说来，很可能不需要对全部（甚至大部分）VistA健康共同体的医生实行雇员制。之所以这么说还有另一个考虑，就是有些地方（尤其是小城镇和农村地区）的VistA病人数可能达不到非要自己雇医生不可的程度。如果这样，VistA系统可以跟私人医生签合同，现在VA在自己医疗机构不够的地方就是这么做的。只要使用VistA软件，并同意遵循VistA诊疗规范，这些医生就能把VistA的病人当成自己的病人来治。这么做的话，很可能连没有进入VistA健康共同体的病人也能享受到VistA软件系统包括电子病历在内的各种强大功能。

这对你意味着什么？

许多读者可能会问，VistA 健康共同体到底比大型 HMO 强在哪里？一个关键的区别在于，VistA 健康共同体和大部分病人之间的关系比典型的 HMO 要长得多。这一点不仅是对个人，对社会也有很多好处。

人们之所以选择 VistA 健康共同体，是因为相信这对于他们是最好的，而不是单位指定的。他们可以在一个更大的范围内去选择医生，尤其如果 VistA 健康共同体与达到操作标准的私立医疗团体签约的话。而且如果人们换单位，或者搬家，也不用总是换医生。因此你很可能不需要去争辩某些毛病是不是投保前就有了，不用担心病历会丢失，也不用和保险公司或者医院争到底应该谁付钱。

最重要的一点在于，参与 VistA 健康共同体能确保你享受到安全性更强、整合度更高、更科学、更划算的医疗服务。依凭与大多数患者之间建立的长期关系，VistA 健康共同体有更强的体制激励来投入预防保健和高质量的医疗服务，而这正是一般的 HMO 所缺乏的，更不用说那些按服务项目收费的医疗系统了。VistA 健康共同体坚持，所有的附属医疗机构都必须遵循保证覆盖人群健康最大化的操作规范；否则，各种并发症高昂的治疗费用将使 VistA 深陷其中。我们有充分的理由相信，采用 VA

模式的 VistA 健康共同体能做到与 VA 一样患者满意度高、安全记录好、充分应用电子病历以及经济实惠的治疗方案,并具备 VA 被专家所称赞的其他优点与成绩。

你可能最终会不选择 VistA 健康共同体。随着类似 VistA 软件这样的整体化医疗信息系统的出现,有的人会觉得个人隐私受到了威胁。其中,有些威胁是现实存在的,有些则是错觉。下一章中我们将对此展开讨论。不过,正如公共交通一样,就算你选择不使用 VistA,它也能给你带来好处。

坐地铁上下班的人越多,路上的车就越少;使用 VistA 的人越多,你去找私人医生看病时等待的时间就越短。使用 VistA 的人越多,接种疫苗的人就越多,你被传染(比如流感)的可能性自然也就越低。

VA 模式的性价比非常突出,使用 VistA 的人越多,医疗费用就越不容易毫无节制地增长,因而你所在的单位就不大可能破产,政府也不至于被迫在社会保障、军事国防、教育事业、灾害应急等你最为关心的事情上削减开支,甚至不用根据财务状况限制享受医疗福利的资格,不用按照年龄或者其他令人憎恶的标准(比如支付能力)分配医疗服务。

推行 VistA 医疗系统将使许许多多美国人得以自由地发展事业。不用再为保住一份付得起的医疗保险而死守不如意的工作,他们将有机会成为企业家,他们将敢于冒险尝试新的职业、从事新的投资。VistA 本身及其将带给其他医疗机构的质量竞争,能促使美国的医疗体制提高质量、保证公平。焕然一新之后,美国的医疗体制不会只被世界卫生组织排在全球第36位。[5]推行VistA健康共同体也将使无数美国人得以避免终年劳苦只为支付医疗费用的命运;VistA可以让他们能够享受到一个真正富足的社会,人们有时间休闲,有时间享受天伦之乐。推行VistA健康共同体,意味着我们的亲人将更可能与我们相依相伴,直至天年。

是的,医疗危机是有解的。我们所要做的不过是克服固有的观念与偏见,并将我们自己创造的VA模式发扬光大,惠及全体国民。

后　记

纽约市规定,自 2006 年 1 月 15 日起,当地的临床医学检验科室必须向市卫生局报告血糖检查结果。目前估计平均每八个纽约人中就有一个糖尿病患者,卫生局计划利用采集来的信息开展糖尿病监测,以确定"干预靶点"。具体地说,如果你生活在纽约,而且难以抗拒甜食的诱惑或者坚持锻炼,卫生局可能会给你的医生打电话,告诉他(她)有必要劝你改变生活方式。

这是美国公共卫生发展史上的一个里程碑,因为糖尿病属于非传染性疾病,别人不可能传染给你,你也不可能传染给别人。长期以来,美国对疑似携带传染病的人都会采取隔离或者限制人身自由等措施。上个世纪初,纽约市卫生局就曾经大快人心地将包括玛丽·马龙(人称"伤寒马龙")在内的许多感染病患者流放到东河的一个"殖民地"小岛上。

同样的道理，现行政府法规中要求性病必须向公共卫生部门报告，其正当性也是来自于疾病蔓延的潜在威胁。最近纽约市颁布实施的禁烟令之所以能通过，也是因为民众认同了"二手烟"严重危害他人健康这一发现。

糖尿病的情况就很不一样。尽管目前糖尿病已成为了可怕的流行病，但它并不具备传染性；而且导致或加速糖尿病发生的行为因素（主要是缺乏锻炼和膳食结构不合理）也不会威胁到其他人的身体健康。与吸毒者相比，糖尿病患者的生活习惯甚至不会促使他们走上犯罪道路，也不会给犯罪团伙或者恐怖组织带来收益。那么为什么政府监测公民个人医疗档案中的高血糖迹象，寻找"干预靶点"，是符合公众利益的呢？难道这不是大包大揽的"保姆式国家"走火入魔的最佳例证么？

对于政府掌控电子病历所隐含的深意，以及在此基础上建立的 VA 模式，许多读者可能也会怀有类似的担忧。很多人在看病时并不希望医生知道他（她）曾经去过精神病诊所，接受过酒精或者药物滥用的治疗，做过流产或者得过性病。正如大家都不喜欢让机器来告诉我们该怎么开车一样，很多人不希望医生（更别说是政府机关）对自己的生活方式没完没了地指指点点：不许吸烟、缺乏运动、吃了太多甜食或者脂肪含量高的食物，等等等等。还有人担心自己的电子病历外泄，被不法之徒用于敲诈或者盗用身份，也怕因此遭受就业单位和保险公司的歧视。

这些担忧是可以理解的。其中有些问题可以通过技术手段加以解决。VistA 的程序设置使得研究人员在从电子医疗档案中搜集数据时无法查看病人的身份。更何况,要在无人察觉的情况下窃取电子医疗档案通常比窃取纸质病历更加困难。纸质病历上看不出有没有人复印过,而 VistA 却会记录所有访问过系统的人和他们的操作过程。

不过,我们也不能装作好像 VistA 不会给个人隐私带来威胁。2006 年,一位 VA 员工把含有患者个人病历的笔记本电脑带回家,结果笔记本失窃,VA 也因此受到了应有的指责。

问题在于,这些对个人隐私的威胁是否足以抹杀 VistA 为医疗事业带来的各种裨益呢?

目前存在一种观念,认为医疗隐私权神圣不可侵犯。然而,是不是医疗的所有价值与目标都要让位于医疗隐私权,这是个值得三思的问题。我们固然应该继续期待我们的医疗档案(不管是电子的还是纸质的)能得到妥善的保护,期待其中的信息不被窃取和越权访问,继续要求对那些未能恪守职责保护好医疗档案的机构加以惩处。但除了这些措施以外,维护医疗隐私权给个人和公众带来的成本会不断上升。随之产生了一个新的问题:医疗隐私权到底是一种基本人权,还是更像一种特权——想获得这种特权的人要花钱购买,而不能把成本转嫁到别人身上。

医疗隐私权的成本之所以不断上升,最主要的原因在于像糖尿病这样的慢性病患病率不断上升。慢性病已经成为先进工业化国家居民患病和死亡的主要因素。除非改变饮食结构和生活方式(可能是遗传基因的缘故,包括我自己在内大家似乎都不愿意这么做),这些慢性病基本上无法预防、无法治疗,甚至不能明显缓解。疾病控制与预防中心认为,美国的全部死亡人数中几乎有一半是生活方式造成的,包括饮酒(占 3.5%)、肥胖和营养不良(占 16.5%)以及吸烟(占 18%)。[1]

慢性病的治疗通常需要高度协调和连贯的医疗服务,需要多位专科医生参与手术,并进行深入细致的患者教育、理疗、改变行为因素的尝试以及不间断的监控(监控对于糖尿病来说尤其重要)。要协调这些医疗服务过程,就必须实现患者信息在医务人员之间的长期共享和即时共享。目前,每 7 位住院病人中就有 1 位是因为医疗机构无法获取其先前的医疗档案而住院的。同样的原因,每 5 份检验中也有 1 份是可以避免的。[2]

要拓展我们对慢性病最佳治疗和管理方法的理解,就必须汇总大量以人群为基础的医疗数据。什么治疗手段在大多数情况下对大多数人有效,不采集这些信息,"循证医学"就无从谈起。在美国医疗体系中,信息无法自由流动。这也抬高了医疗保险的成本,导致了很多人没有任何医疗保险的局面。对人群而言,这种局面使医学的安全有效应用受到限制,根据科学研究成果制定临床指南的速度也受到影响,最终降低了生产力,缩短了预期寿命。

正是由于诸如此类的问题,为全体美国人建立终身的电子医疗档案已经成了广泛的共识,从希拉里·克林顿到纽特·金里奇(Newt Gingrich)无不认同这个观点。但医疗信息的流动势必给医疗隐私权造成威胁。如何在两者之间找到平衡,是美国医疗体制绕不过去的问题。医疗隐私权并不只涉及个人的权利,即使有些疾病最初看来似乎只是病人自己的问题。

通过建立一个 VistA 健康共同体,可以消除或至少消减人们对于医疗隐私的一个主要顾虑。这个系统对所有人开放,不管登记之前的健康状况如何。人人都能享受价格合理的医疗保险,再不会有人因为曾经检测出艾滋病阳性或者恶性肿瘤而被排斥在外,或者被迫缴纳高得离谱的保险费用。

同时,VistA 健康共同体还会比你现在的这些大夫更加关心你的个人行为。比如,VA 的医生会常规性地询问病人的吸烟习惯。根据一项对 VA 患者中吸烟者的调查,VA 吸烟的患者中有三分之二在过去的一年中至少曾经一次被医生劝告戒烟。[3]由于与病人保持着终身联系,VA 有很强烈的体制激励来纠正病人一些不健康的生活习惯,即使病人可能还很年轻。比如,VA 估计吸烟对其造成的损失占医疗总支出的 24%——主要原因是,在吸烟相关的疾病发生之前,VA 的烟民一般很少会转到别的医疗保险计划。因此,VA 不但将针对吸烟危害的咨询纳入临床指南,而且戒烟项目、相关药物和尼古丁贴片都是全额报销,对于大多数"文明的"吸烟者来说,其成本已经达到或者超过了吸烟本身。[4]面对着促进健康的体制激励,VistA 健康共同体也一样会关心你的生活方式及长期健康——你可能觉得这是"多管闲事"。

这种"多管闲事"有没有可能发展到严重侵犯个人自由的地步呢?当然可能了。依我看来,"反毒品战争"就是政府以保护大众健康的名义而越俎代庖的惨痛教训。但医疗隐私非但不是免费的,反而越来越贵,原因主要在于疾病性质的转变——行为和环境因素导致的疾病越来越多。所以真正的自由意志主义者会问,凭什么要花我的钱为你保护隐私权?

实施VistA健康共同体,并不意味着所有的美国人都必须拥有一个终身的电子健康档案,都必须接受一个有着体制激励来促进受益人健康的系统提供的治疗。也不是说个人必须放弃目前的医生或者放弃将来选择新医生的权利。无论出于什么考虑,反对VistA医疗模式的人还是可以接受其他来源的医疗服务。

不过这些人可能要面对不必要的手术和高度的医疗差错风险,没有人会用心帮他们预防疾病,所有的瘾癖与嗜好都不会有人干涉。如果碰巧交上了好运,专科医生所做的治疗甚至可能对他们奏效,尽管对大多数人无效甚至有害。

除此之外,拒绝加入VistA健康共同体的人很可能要多花不少钱。私立的保险公司会非常乐意地向你推销一种能够覆盖VistA以外的医疗服务的保险,其医疗服务缺乏协调和管理,还死守19世纪的信息系统不放。不过,它的保费很可能会比VistA健康共同体的收费高出许多。

造成这种情况的原因有两个。首先,这种医疗模式的性质从根本上决定了它效率更低、危险性更高、效果更差。其次,私立医疗保险公司必须收取一大笔"风险保费"以克服"逆向选择"的问题。保险公司不得不认为,你之所以选择放弃进入成本更低的VistA健康共同体,是因为你想接受VistA所不提供的冒险性或未经批准的治疗。这对于他们的资本是一种风险,为此他们不得不向你收钱。

同时,你越是不让保险公司了解你的医疗信息(比如检验结果),那么他们收的保费就会越高,因为你所主张的医疗隐私对他们来说是一种不确定性。保险公司和投保人之间的任何信息不对称都会不可避免地迫使保险的成本上升。随着技术的发展,各种预测个体疾病易感性的方法(包括有效的基因检测)将会层出不穷,医疗隐私的成本很可能会高到足以破坏整个私立医疗保险市场的程度。到那时候,能买得起医疗保险的恐怕只有那些超级有钱、超级健康的人了。[5]

我相信,这就是21世纪医疗的未来。现代社会的一个趋势是越来越相信自己的个性。我们越来越把自己看成一个在思想和身体上独特的个体。与此同时,我们认为自己生来就有许多普遍的自由,包括吃、喝的自由,想吸什么烟就吸什么烟,想开车去哪里就开车去哪里,想跟谁睡觉就跟谁睡觉,然后等到生了病,想找哪个医生就找哪个医生,想怎么治疗就怎么治疗。

然而,有一种与之势均力敌的趋势提高了我们彼此之间在客观上的依赖程度,无论我们是多么地不愿承认。受到长期健康问题困扰的人占总人口的比例逐年攀升。能够支付得起自己医疗费用的美国人占总人口的比例逐年下降。随着医学不断发展,新药和新的治疗选择不断涌现,但面对各种不同的说法,消费者变得茫然无措。立普能(Lexapro)真的能医治广泛性焦虑症吗?我连该不该做膝关节镜手术都不知道,又怎么知道哪里有手术团队既能做这种手术而又不让我感染上葡萄球菌呢？这些问题不是 Google 一下就能知道答案的。

一方面是越来越强调个性，一方面是客观上不断增加的相互依赖，如何调和这两种趋势将会是未来这些年美国政治的中心主题之一。不论是纯粹的社会化医疗还是纯粹的市场化医疗，都没能给出让人觉得可以接受的解决方案。VA 开创了高品质、高成本效益的"健康一生"医疗模式，如果我们可以给所有美国人选择体验这种模式的权利，那么我们的国家会更加强大、国民会更加健康，同时我们还能保留作为美国公民所享有的做错误决定的个人权利。

注 释

Foreword

1. Relman A. The Health of Nations, New Republic On-line, March 7, 2005, http://www.tnr.com/doc.mhtml?i=20050307&s=relman030705&c=2.

2. Krugman P, Wells R. The health care crisis and what to do about it, *New York Review of Books*, Volume 53, Number 5, March 23, 2006. http://www.nybooks.com/articles/18802.

3. Ibid.

Introduction

1. Corrigan J, et al, eds. *To Err Is Human: Building a Safer Health System.* Washington, DC: Institute of Medicine, the National Academies Press; 2000; and editorial, Preventing fatal medical errors, *New York Times*, December 1, 1999, p. 22a.

2. Himmelstein DU, et al. Illness and injury as contributors to bankruptcy. *Health Affairs* (Millwood) 2005;Jan–Jun;Suppl Web Exclusives:W5-63–W5-73. http://content.healthaffairs.org/cgi/content/full/hlthaff.w5.63/DC1.

3. Congressional Budget Office. *Long-Term Budget Outlook.* Washington, DC: U.S. Government Printing Office; 2005. Table, Figure 3-2, http://www.cbo.gov/ftpdocs/69xx/doc6982/12-15-LongTermOutlook.pdf.

4. Cox M, Alm R. *Time Well Spent: The Declining Real Cost of Living in America.* 1997 Annual Report, Federal Reserve Bank of Dallas.

5. Blendon RJ, Benson JM. Americans' views on health policy: a fifty-year historical perspective. *Health Affairs* 2001;20(2):39, Exhibit 5.

6. National Center for Health Statistics. *Health, United States, 2005, with Chartbook on Trends in the Health of Americans.* Hyattsville, MD: NCHS; 2005, Table 27. Life expectancy at birth, at 65 years of age, and at 75 years

of age, according to race and sex: United States, selected years 1900–2002, and National Center for Health Statistics, *National Vital Statistics Reports*, 2003;52(3). www.cdc.gov/nchs.

7. Bunker JP. The role of medical care in contributing to health improvements within societies. *International Journal of Epidemiology* 2001; 30: 1260–1263. http://ije.oxfordjournals.org/cgi/content/full/30/6/1260.

8. Cutler DM, et al. The value of medical spending in the United States, 1960–2000. *New England Journal of Medicine* 2006;355(9):920–927. http://content.nejm.org/cgi/content/full/355/9/920#R11. Numbers are adjusted to present value.

9. Strunk BC, Ginsburg PB. *Aging Plays Limited Role in Health Care Cost Trends*. Center for the Study of Health System Change, Data Bulletin No. 23, September 2002, http://www.hschange.com/CONTENT/473/.

10. For a discussion of the ineffectiveness of heart surgery, see Haddler NM, *The Last Well Person*. Montreal: McGill-Queen's University Press; 2004.

11. For a useful summary of this sad chapter in American medicine, see Welch HG, Mogielnicki J. Presumed benefit: lessons from the American experience with marrow transplantation for breast cancer. *British Medical Journal* 2002;324;1088–1092.

12. Banks J, Marmot M, Oldfield Z, Smith JP. Disease and disadvantage in the United States and in England. *Journal of the American Medical Association* 2006;295:2037–2045.

13. World Health Organization. Core health indicators. http://www3.who.int/whosis/country/compare.cfm?language=english&country=cri&indicator=strPcTotEOHinUSD2002.

14. World Health Organization. Global atlas of the health workforce. http://www.who.int/globalatlas/default.asp.

15. World Health Organization: Core health indicators. http://www3.who.int/whosis/country/compare.cfm?language=english&country=cri&indicator=strPcTotEOHinUSD2002.

One

1. Findlay S. Military medicine. *U.S. News & World Report*, June 15, 1992, p. 72.

2. "Clinton's health-care plan for you: cradle-to-grave slavery," http://www.amatecon.com/etext/dosm/dosm-ch04.html.

3. Bauman RE. *70 Years of Federal Government Health Care: A Timely Look at the U.S. Department of Veterans Affairs*. Cato Policy Analysis No. 207. http://www.cato.org/pubs/pas/pa207es.html.

4. Longman P. *The Return of Thrift: How the Collapse of the Middle Class*

Welfare State Will Reawaken Values in America. New York: Free Press; 1996, chapter 10.

5. Jha AK, Perlin JB, Kizer KW, Dudley RA. Effect of the transformation of the veterans affairs health care system on the quality of care, *New England Journal of Medicine*, Volume 348:2218–2227, Number 22, May 29, 2003. http://content.nejm.org/cgi/content/abstract/348/22/2218.

6. Kerr E, Gerzoff R, Krein S, Selby J, Piette J, et al. A comparison of diabetes care quality in the veterans health care system and commercial managed care. *Annals of Internal Medicine* 2004;141(4):272-281. http://www.ncbi.nlm.nih.gov/entrez/query.fcgi?cmd=Retrieve&db=pubmed&dopt=Abstract&list_uids=15313743.

7. Asch SM, McGlynn EA, Hogan MM, Hayward RA, Shekelle P, Rubenstein L, Keesey J, Adams J, Kerr EA. Comparison of quality of care for patients in the Veterans Health Administration and patients in a national sample. *Annals of Internal Medicine* 2004;141(12): pp. 938–945.

8. Selim AJ, Kazis LE, Rogers W, Qian S, Rothendler JA, Lee A, Ren XS, Haffer SC, Mardon R, Miller D, Spiro A 3rd, Selim BJ, Fincke BG. Risk-adjusted mortality as an indicator of outcomes: comparison of the Medicare Advantage Program with the Veterans' Health Administration. *Medical Care* 2006;44(4):359–365.

9. National Committee for Quality Assurance. *The State of Health Care Quality: 2004.* Washington, DC: National Committee for Quality Assurance; 2004. www.ncqa.org/communications/somc/SOHC2004.PDF. Perlin JB. The Veterans Health Administration: quality, value, accountability, and information as transforming strategies for patient-centered care. *American Journal of Managed Care* November 2004, Table 2. http://www.ajmc.com/Article.cfm?ID=2767.

10. ACSI Scores for U.S. Federal Government, American Customer Satisfaction Index I, December 15, 2005. http://www.theacsi.org/government/govt-05.html.

11. *Performance and Accountability Report, FY 2005,* part II, Department of Veterans Affairs, Table 2–FY 2005 Performance Measures by Program. http://www.va.gov/budget/Report/2005/Table2.pdf#search=%22Veterans%20Health%20Administration%20%20Performance%20and%20Accountability%20Report%20%2F%20FY%202005%20%22.

12. Health IT Strategic Framework, Attachment 2, III. The VA Electronic Health Record, VHA Office of Quality and Performance. http://www.hhs.gov/healthit/attachment_2/iii.html.

13. Leape LL, Berwick DM. Five years after *To Err Is Human:* what have we learned? *Journal of the American Medical Association* 2005; 293: 2384–2390.

14. *Journal of the American Medical Association,* January 17, 2001. Jha

AK, Shlipak MG et al. Racial differences in mortality among men hospitalized in the veterans affairs health care system, *Journal of the American Medical Association*, 2001;285:297–303.

15. Healthcare program serving U.S. vets wins government innovation award: hi-tech VistA program one of two federal initiatives to win $100K grant. Press release, Ash Institute for Democratic Governance and Innovation at Harvard University's Kennedy School of Government. July 10, 2006. http://www.innovations.va.gov/innovations/docs/HarvardNewsRelease.pdf.

16. Robert A. Petzel, Director, Veterans Integrated Service Network 23, Compelled to act: it's called survival, PowerPoint presentation, slide 14, available at http://www.amq.ca/congres2006/pdf/Compelled_to_Act-Robert_Petzel.pdf#search=%22%22veterans%20health%20administration%22%20%22per%20enrollee%22%20%22.

17. *Performance and Accountability Report, FY 2005*, part II, Department of Veterans Affairs, Table 2–FY 2005 Performance Measures by Program. http://www.va.gov/budget/Report/2005/Table2.pdf#search=%22Veterans%20Health%20Administration%20%20Performance%20and%20Accountability%20Report%20%2F%20FY%202005%20%22

18. Centers for Medicare and Medicaid Studies. National health expenditures aggregate and per capita amounts, percent distribution, and average annual percent growth, by source of funds: selected calendar years 1960–2004. http://www.cms.hhs.gov/NationalHealthExpendData/downloads/tables.pdf.

19. Asch SM, et al. Who is at greatest risk for receiving poor-quality health care? *New England Journal of Medicine* 2006;354:1147–1156. http://content.nejm.org/cgi/citmgr?gca=nejm;354/11/1147.

20. Ibid.

21. Office of the Press Secretary, the White House, April 27, 2004. President Bush touts benefits of health care information technology, Department of Veterans Affairs Medical Center, Baltimore, Maryland. http://www.whitehouse.gov/news/releases/2004/04/20040427-5.html.

Two

1. Russell R. *The Shadow of Blooming Grove: Warren G. Harding in His Times*. Reprint. Norwalk, CT: Easton Press; 1988.

2. Daugherty HM. *The Inside Story of the Warren G. Harding Tragedy*. Whitefish, Mont.: Kessing Publishing; 1960:179.

3. Quoted by Klein R. *Wounded Men, Broken Promises*. New York: Macmillan; 1981:41. *Only Yesterday*. New York: HarperCollins; 1931.

4. Klein, op. cit. p. 42.

5. Quoted by Klein, ibid., p. 42.

6. Department of Veterans Affairs, Office of Facilities Management. History of veterans healthcare. http://www.va.gov/facmgt/historic/Medical_Care.asp.

7. Ibid.

8. The National Institutes of Health and The Veterans Administration. Advisory Committee on Human Radiation Experiments—Final Report, Chapter 1. http://www.eh.doe.gov/ohre/roadmap/achre/chap1_4.html; George M. Lyon, M.D., Assistant Chief Medical Director for Research and Education, presentation to the Committee on Veterans Medical Problems, National Research Council, 8 December 1952 (Appendix II, Medical Research Programs of the Veterans Administration) (ACHRE No. VA-052595-A). http://www.gwu.edu/~nsarchiv/radiation/dir/mstreet/commeet/meet3/brief3.gfr/tab_i/br3i1c.txt.

9. Shortly before he died in 2001, an interviewer asked Ken Kesey how he first came to experiment with LSD. He answered: "I was connected to the VA hospital. Vic Lovell was working over there as a student of some kind, and when the drug experiment started, they set up a version of the VA hospital in Palo Alto. I went over and applied for a job, and a week or so later had a job. They put me on the same ward with the doctor that'd given me those early pills. He was not doing his experimentation anymore; he had quickly learned that this could be a real problem for the American government. One night, I came back in with my keys and went into his room, into his desk, and took out a lot of stuff. That was the source of most of our—all of our drugs—for a long time. See "Digital Interviews" website: http://www.digitalinterviews.com/digitalinterviews/views/kesey.shtml.

10. Quoted by Klein, ibid., p. 62.

Three

1. Doctors pull plug on paperless system: California's Cedars-Sinai turns off its computerized physician order entry system after physicians revolt, demonstrating that implementing new technology is easier said than done. *American Medical News* Feb. 17, 2003.

2. Evans Witt, Associated Press, March 20, 1977.

3. Brown SH, et al. VistA-U.S. Department of Veterans Affairs national-scale HIS. *International Journal of Medical Informatics* 2003;69:136–135.

4. Interview June 28, 2006.

5. Timson G. The history of the Hardhats. http://www.hardhats.org/history/hardhats.html.

6. Ibid.

7. Ibid.

8. Ibid.

9. Brown SH, et al. *International Journal of Medical Informatics* 2003;69:136–135.

10. Computers: new look at VA woes. *U.S. Medicine* November 15, 1981.

11. VA decentralization: scaling problems down. *U.S. Medicine* April 1, 1982, p. 3.

12. Interview by David MacFarlane, July 14, 2005, transcript provided by Scott Shreeve, chief medical officer, cofounder, Medsphere Systems Corporation, Aliso Viejo, CA.

13. Computers: new look at VA woes. *U.S. Medicine* November 15, 1981.

14. Timson G. The history of the Hardhats. http://www.hardhats.org/history/hardhats.html.

15. Cited by Brown SH, et al. op. cit. p. 138.

16. Operating MUMP systems are integrated without hitch. *U.S. Medicine*, August 15, 1982, p. 1.

17. Timson G. The history of the Hardhats. http://www.hardhats.org/history/hardhats.html.

18. Tomich N. Congress urged to fund DHCP. *U.S. Medicine*, May 1987, p. 1.

Four

1. Interview by Spotswood S. Quality, access priorities in VA cancer care. *U.S. Medicine* October, 2005. http://www.usmedicine.com/article.cfm?articleID=1167&issueID=80.

2. Remarks of Jonathan Perlin, Undersecretary for Health Affairs, Department of Veteran Affairs, to Ash Institute of the John F. Kennedy School of Government at Harvard University, July 10, 2006.

3. Spotswood S. VA flu vaccination plan prepares patients. *U.S. Medicine* January 2006, http://www.usmedicine.com/article.cfm?articleID=1236&issueID=83.

4. Management Brief, Health Services Research & Development Service, No. 6, December, 2002. http://www.research.va.gov/resources/pubs/docs/hsr_brief_no6.pdf.

5. Khuri SF, et al. The Department of Veterans Affairs' NSQIP: the first national, validated, outcome-based, risk-adjusted, and peer-controlled program for the measurement and enhancement of the quality of surgical

care. National VA Surgical Quality Improvement Program. *Annals of Surgery* 1998;228(4):491–507.

6. Interviewed by Spangler D. VA electronic Rx records aid Katrina relief response. *U.S. Medicine*, November 2005. http://www.usmedicine.com/article.cfm?articleID=1202&issueID=81.

Five

1. More than veterans need. *St. Petersburg Times* (Florida), January 16, 1996, editorials, p. 10A.

2. Audit of Veterans Health Administration Resource Allocation Issues: Physician Staffing Levels; 5R8-A19-113, Department of Veteran's Affairs, Office of Inspector General, September 29, 1995. http://www.va.gov/oig/52/reports/1995/5R8-A19-113%20—%20psrptasc.htm.

Kilborn PT. Veterans expand hospital system in face of cuts. *New York Times*, January 14, 1996, sec. 1, p. 1, col. 3; National Desk.

3. Ibid.

4. Part Three: The VHA Transformation As Viewed by Dr. Kenneth W. Kizer, Former Undersecretary for Health, U.S. Department of Veterans Affairs. http://www.businessofgovernment.org/pdfs/Young_Report.pdf.

5. Vision for change: a plan to restructure the Veterans Health Administration, March 17, 1995. http://www.va.gov/vhareorg/vision/2chap1.doc.

6. http://www.manhattan-institute.org/html/mpr_02.htm.

7. Blumenthal D, Herdman R, eds., VA Pharmacy Formulary Analysis Committee, Division of Health Care Services. Description and analysis of the VA National Formulary 2000, executive summary at: http://darwin.nap.edu/execsumm_pdf/9879.pdf.

8. Interviewed by Smith S. Recasting the lowly formulary. *Minnesota Medicine*, April 2006, v. 89. http://www.mmaonline.net/publications/MNMed2006/April/quality-smith.htm.

Six

1. Corrigan J, et al, eds. *To Err Is Human: Building a Safer Health System*. Washington, DC: Institute of Medicine, the National Academies Press; 2000. http://darwin.nap.edu/books/0309068371/html/R1.html.

2. Centers for Disease Control and Prevention. Monitoring hospital-acquired infections to promote patient safety—United States, 1990–1999. *Morbidity and Mortality Weekly Report* 2000;49:149–153.

3. *Preventing Medication Errors*. Washington, DC: Institute of Medi-

cine, National Academies Press; 2007. http://darwin.nap.edu/books/0309101476/html.

4. The First National Report Card on Quality of Health Care in America. www.rand.org/publications/RB/RB9053-1/RB9053-1.pdf, page 4.

5. Office of the Medical Inspector, VHA. VA Patient Safety Event Registry: first nineteen months of reported cases summary and analysis, June 1997 through December 1998. Pear R. Report outlines medical errors in VA hospitals. *New York Times,* December 19, 1999, sec. 1, p. 1, col. 6.

6. Wiebe C. Patient safety concerns could spur bar code adoption. *Medscape Money & Medicine* 2002;3(2). http://www.medscape.com/viewarticle/440200.

7. Wood D. RN's visionary bar code innovation helps reduce medication errors. NurseZone.com, April 30, 2004. http://www.bridgemedical.com/04_30_04_a.shtml.

8. Johnson CL, Carlson RA, Tucker CL, Willette C. Using BCMA software to improve patient safety in Veterans Administration medical centers. *Journal of Healthcare Information Management* 16(1). http://www.himss.org/content/files/ambulatorydocs/BCMASoftwareToImprovePatientSafety.pdf.

9. Leape LL, Berwick DM. Five years after *To Err Is Human: What Have We Learned? Journal of the American Medical Association* 2005;293:2384–2390.

Seven

1. Kleinke JD. Dot-gov: market failure and the creation of a national health information technology system. *Health Affairs* 2005;24(5):1246–1262.

2. Casalino L. Markets and medicine: barriers to creating a "business case for quality." *Perspectives in Biology and Medicine* 2002;46(1):38–51.

3. Urbina I. In the treatment of diabetes, success often does not pay. *New York Times,* January 11, 2006, p. 1. http://www.nytimes.com/2006/01/11/nyregion/nyregionspecial5/11diabetes.html?pagewanted=1&ei=5070&en=6c6db1d60e88d20b&ex=1148097600.

4. Snyderman R, Williams RW. The new prevention. *Modern Healthcare* 2003;33:19. Congestive heart failure: comprehensive heart failure teams reduce health care costs. *Health & Medicine Week* 2000. http://www.newsrx.com/newsletters/Health-and-Medicine-Week/2004-04-01/20000401333235W.html.

5. *Improving Health Care: A Dose of Competition.* Report by the Federal Trade Commission and the Department of Justice, July 2004, p. 24. http://www.ftc.gov/reports/healthcare/040723healthcarerpt.pdf.

6. Pursuing perfection in Whatcom County (WWPP). Home page: http://www.wwpp.org:8080/wwppDiscuss/.

7. Jack Homer, et al. Models for collaboration: how system dynamics helped a community organize cost-effective care for chronic illness. See chart, p. 30. http://www.wwpp.org/static/gems/wwppDiscuss/sdp.pdf#search=%22Models%20for%20Collaboration%3A%20How%20System%20Dynamics%20Helped%20%22.

8. Kolata G. Health plan that cuts costs raises doctors' ire. *New York Times,* May 18, 2006. www.nytimes.com/pages/national/index.html.

9. Anderson GF, et al. Health care spending and use of information technology in OECD countries. *Health Affairs* 2006;25(3):819–831.

10. Brown SH, et al. *International Journal of Medical Informatics* 2003; 69:135–156, appendix B: VistA adopters outside of VA. http://www1.va.gov/cprsdemo/docs/VistA_Int_Jrnl_Article.pdf.

11. Rossi S. International expertise sought on e-health standards. *Computerworld: The Voice of IT Management.* (Australia). http://www.computerworld.com.au/index.php/id;358080262;fp;2;fpid;1.

12. Aldrich M. *Safety First: Technology, Labor, and Business in the Building of American Work Safety, 1870–1939.* Studies in Industry and Society. Baltimore: Johns Hopkins University Press; 1997.

13. Kaiser/HRET Survey of Employer Sponsored Health Benefits, 2005. Kaiseredu.org. http://www.kaiseredu.org/tutorials/uninsured/uninsured_update.html, slide 9.

14. Porter M, Olmsted Teisberg E. *Redefining Health Care: Creating Value-Based Competition on Results.* Cambridge, MA: Harvard Business School; 2006.

15. Greenhouse S, Leonhardt D. Real wages fail to match a rise in productivity. *New York Times,* August 28, 2006. http://www.nytimes.com/2006/08/28/business/28wages.html?ex=1165986000&en=c9613e1156ddfce5&ei=5070.

16. Payne JW. Your kind of doctor. *Washington Post,* January 31, 2006. http://www.washingtonpost.com/wp-dyn/content/article/2006/01/30/AR2006013001238.html.

17. Press release, Destiny Health, Opinion Research Corporation. Study reveals Americans resist doing healthcare homework; making more information available may not solve cost crisis. http://home.businesswire.com/portal/site/google/index.jsp?ndmViewId=news_view&newsId=20060814005734&newsLang=en.

18. Baker DW, Einstadter D, Thomas, C, et al. The effect of publicly reporting hospital performance on market share and risk-adjusted mortality at high-mortality hospitals. *Medical Care* 2003;41(6):729–740. http://www.ahrq.gov/research/oct03/1003RA3.htm.

Eight

1. Williams M. The doctor factor. *Washington Post,* December 31, 2003, p. A19. http://www.washingtonpost.com/wp-dyn/articles/A43185-2003Dec30.html.
2. Wennberg JE, Gittelsohn AM. Variations in medical care among small areas. *Science,* December 14, 1973, pp. 1102–1108.
3. Fitzhugh M. Wrestling with variation: an interview with Jack Wennberg. *Health Affairs,* web exclusive. http://content.healthaffairs.org/cgi/reprint/hlthaff.var.73v1.
4. Fisher ES, Wennberg DE, Stukel TA, Gottlieb DJ, Lucas FL, Pinder EL. The implications of regional variations in Medicare spending, II: Health outcomes and satisfaction with care. *Annals of Internal Medicine* 2003;138:288–298.
5. Fisher ES, Wennberg DE, Stukel TA, Gottlieb DJ, Lucas FL, Pinder EL. The implications of regional variations in Medicare spending, I: The content, quality, and accessibility of care. *Annals of Internal Medicine* 2003; 138:273–287.
6. Gibbs N, Bower A. Q: What scares doctors? A: Being the patient. *Time,* May 1, 2006 (cover).
7. Roemer MI. Bed supply and hospital utilization: a natural experiment. *Hospitals* 1961;35:36–42.
8. Heart procedure is off the charts in an Ohio City. *New York Times,* August 18, 2006, Business Desk. http://www.nytimes.com/2006/08/18/business/18stent.html?ex=1156996800&en=9a672c108ed8640c&ei=5070.
9. Gagnet K. Lourdes to pay $3.8M: hospital admits no fault in Patel-related matter. *Daily Advertiser* (Lafayette, La.), August 18, 2006. www.theadvertiser.com/apps/pbcs.dll/article?AID=/20060818/NEWS01/608180316/1002.
10. Anderson-Cloud RL. Merging a divided system: the need to integrate care for individuals participating in both the Medicare and Medicaid Programs. *Age in Action,* Summer 1999. http://www.vcu.edu/vcoa/ageaction/agesu99.htm.
11. Does managed care need to be replaced? Presentation to the Graduate School of Management, University of California, Irvine, October 2, 2001. http://www.medscape.com/viewarticle/408185.
12. Enthoven A. Post-mortem on managed care. *CommonWealth,* Fall 2005. (Review of Gregoire Coombs J. *The Rise and Fall of HMOs: An American Health Care Revolution.* Madison: University of Wisconsin Press. http://www.massinc.org/index.php?id=481&pub_id=1697&bypass=1.
13. Gruenberg EM. The failures of success. Paper presented as the Rema Lapouse lecture at the Annual Meeting of the American Public Health Association, Miami, Florida, October 19, 1976, reprinted in the *Mil-*

bank *Memorial Fund Quarterly*, 1977;55(1):3–24. http://www.milbank org/quarterly/830424gruenberg.pdf.

14. White K. The ecology of medical care: origins and implications for population-based healthcare. *Health Services Research* 1997;32(1):11–21.

Nine

1. Text of Clinton Statement on Veterans-Related Bills, WASHINGTON, U.S. Newswire Oct. 9, 1996.

"The second bill—H.R. 3118, the Veterans' Health Care Eligibility Reform Act of 1996—includes many elements of the proposal that the National Performance Review, led by Vice President Gore, recommended to establish a modern, integrated health care system that will improve access to, and care for, the Nation's veterans. The bill, for instance, authorizes the Department of Veterans Affairs to furnish comprehensive medical services to all veterans, expanding the array of services that it now provides. Eligibility reform has been a high priority of veterans for many years, and I am pleased that we finally could enact it." http://veterans.house.gov/hearings/schedule106/july99/7-15/gao.htm.

2. www.va.gov/healtheligibility/Resource/pubs/fs16-3.pdf/.

3. DOCKET NO. 97-12 065, http://www.va.gov/vetapp98/files2/9815037.txt.

4. Statement of Ron Garvin, Acting Chairman of the Board of Veterans Appeals, May 5, 2005. http://veterans.house.gov/hearings/schedule109/may05/5-5-05m/5-5-05eo.pdf.

5. "H.R. 515, Assured Funding for Veterans Health Care Act of 2005. As introduced on February 2, 2005,"Congressional Budget Office, July 25, 2005. http://www.cbo.gov/showdoc.cfm?index=6574&sequence=0.

6. Himmelstein DU, Woolhandler S. America's neglected veterans: 1.7 million who served have no health coverage. Report of the Harvard/Cambridge Hospital Study Group on Veterans' Health Insurance. http://www.pnhp.org/Veterans/veteran.pdf.

7. S. 1182, Veterans Health Care Act of 2005, Congressional Budget Office, October 14, 2005. http://www.cbo.gov/showdoc.cfm?index=6783&sequence=0.

8. California's veterans population is declining by 14,500 persons per year; New York's by 10,600. http://www.va.gov/vetdata/demographics/Vetpop2004/data/5l.xls.

9. VetPop2004 1.0 Table 5L: Veterans 2000–2033 by Race/Ethnicity, Gender, Period, Age. http://www.va.gov/vetdata/Demographics/Vetpop2004/vp2004v1.htm.

10. Ibid.

11. Lee C. VA to close some hospitals, build others. *Washington Post,* May 8, 2004, A Section; A04.

12. Capital Asset Realignment for Enhanced Services (CARES) stage I summary report—Brooklyn–Manhattan VAMCS. Veterans Health Administration, August 2005. http://www.va.gov/CARES/Documents/Brooklyn_2005_09_19_SummaryReport.pdf.

Ten

1. Interview with Michael Porter. Can this man fix our healthcare system? *Across the Board,* July/August 2006. http://www.conference-board.org/articles/atb_article.cfm?id=355.

2. Quoted by Gaul GM. Revamped veterans' health care now a model. *Washington Post,* August 22, 2005, p. A01.

3. Longman P. Best care, anywhere. *Washington Monthly,* January/February 2005, pp. 39–48.

4. Press release, office of Senator Kerry. Dr. Kenneth Kizer will not seek renomination as VA under secretary for healthcare, June 29, 1999.

5. The World Health Report 2000—health systems: improving performance. World Health Organization, Geneva, Switzerland. http://www.who.int/whr/2000/en/whr00_en.pdf.

Epilogue

1. Mokdad AH, Marks JS, Stroup DF, Gerberding JL. Actual causes of death in the United States, 2000. *Journal of the American Medical Association* 2004;291:1238–1245; and Actual causes of death in the United States, 2000—correction. *Journal of the American Medical Association* 2005;293:298.

2. Yasnoff WA. *National Health Information Infrastructure: Key to the Future of Health Care.* U.S. Dept. of Health and Human Services; 2002.

3. Sherman SE, et al. Smokers' interest in quitting and services received: using practice information to plan quality improvement and policy for smoking cessation. *American Journal of Medical Quality* 2005;20(1). http://ajm.sagepub.com/cgi/reprint/20/1/33.

4. *Federal Register,* vol. 70, no. 83 / Monday, May 2, 2005 / Rules and Regulations, 38 CFR Part 17 RIN 2900–AM11, Elimination of copayment for smoking cessation counseling.

5. For a fuller treatment of how medical privacy drives up the cost of private health insurance, see Longman P, Brownlee S. The genetic surprise. *Wilson Quarterly,* October 1, 2000. http://www.newamerica.net/index.cfm?pg=article&DocID=244.

译者的话

　　退伍军人医疗服务体系是美国最大的医疗服务系统,也是完全由美国政府办的公立医疗服务机构,网络遍布美国各州。直到90年代的改革以前,退伍军人医疗服务体系由于质量差、效率低、成本高,经常被政治人物当作抨击政府举办医疗服务的依据。当前,私立医疗机构为主的美国医疗行业整体成本居高不下,甚至将社会经济拖入了严重的医疗危机。与之形成鲜明对照的是,退伍军人医疗服务体系用短短几年的时间通过一系列系统性改革措施发挥了公立医院的优越性,紧紧抓住信息化的浪潮,改革质量管理,注重预防保健,不但控制了成本,提高了效率,更一跃成为各项医疗服务质量指标的佼佼者。作者通过翻阅大量文献和深入访谈采集的资料,详细地介绍了退伍军人医疗系统的改革过程,着重揭示了公立医院的先天优势,以及信息化和整体化改革对于医疗服务体系的重大意义。

作者首先从亲身经历出发,刻画了美国医疗体制的现状与问题。朗曼的妻子罗宾查出身患乳腺癌。夫妇俩选择了一家名牌医院进行治疗。随着治疗的深入,朗曼夫妇发现了医院的管理存在着许多严重的安全漏洞。罗宾最终去世,朗曼也开始了对美国医疗体制的反思。除了医疗质量问题之外,美国医疗费用的失控及医疗保障制度本身的问题引发了各方面的社会、经济问题,包括由雇主提供医保的制度对转换工作的影响,以及高昂的医疗费用对企业竞争力造成的巨大压力。与此同时,健康的改善却不明显。这时,朗曼受到《财富》杂志的委托,寻找能够挽救美国医疗体系的解药。经过广泛的调查,他惊讶地发现全美国医疗服务质量最高、成本最低、科学性和创新性最强的不是私立医疗系统,而竟然是一个纯粹由政府举办的公立医疗机构——退伍军人医疗系统(以下简称VA医疗系统)。

第一章援引大量权威性研究证明了VA医疗系统质优价廉,并通过与美国医疗体系的整体高费用、低质量的危机进行对比,提出此案例对将来美国医疗卫生的发展有着非常大的借鉴意义。

第二章生动地勾勒出了美国的退伍军人医疗系统曾经长期饱受诟病的历史脉络。20年代的贪腐丑闻败露后,VA官员为避免腐败而采取了非常僵化的管理体制。二战后,VA与全美国各地的医学院合作,VA医院成为医学院的附属医院,水准和声望就此大幅提升。50年代,国会缩减预算,VA医疗系统每况愈下。借由医学院校、代表老兵利益的组织、VA系统的职工以及政客形成的共同利益联盟,VA系统得以保留。

第三章中,VA系统的普通的医务人员和软件技术人员出于临床服务的需要,不顾总部官员的反对与破坏,自发创建医疗信息程序,并形成了一个协同开发的地下网络。他们开发的软件高效实用,最终获得了认可,并经过整合成为了后来令VA系统医疗服务彻底提升的关键——VistA医疗信息系统。

第四章深入临床实际,详细介绍了VistA作为高效的、整合的医疗信息系统,对提高医疗质量、防范临床差错的重要贡献,以及对改善医疗行业应对突发事件的意义。

第五章讲到VA系统在90年代中期陷入了严重的政治危机,具有多年临床医疗和公共卫生背景的肯尼思·凯泽就任VA健康管理局局长,并采取了一系列重要的改革措施。他从人群整体健康的高度出发,力图使VA系统从专科急性病治疗为主的医疗系统转变为预防为主、注重以患者为中心的慢性病健康管理组织,建立药品评审制度和临床测量指标,并充分利用VistA系统搜集的数据进行循证改革。

第六章介绍了美国医疗体系的医疗安全问题,以及凯泽对VA系统医疗安全的系统性整治措施以及成果。

第七章指出美国医疗行业整体缺乏对安全性改进措施(包括医疗信息化)的投资激励。一方面,许多提升医疗质量的措施都以亏本告终。另一方面,历史原因造成大多数美国人是依靠雇主购买医疗服务,而用人单位并无激励关注员工的长期健康;

同时由于信息不充分,医院和医生的好坏难以甄别,备受推崇的医疗服务选择权反而造成医疗质量的进一步恶化和医疗系统整体性的进一步破坏。

第八章中作者借用好友看病的遭遇和实证研究,揭示了美国卫生界普遍存在的怪象:医院的牌子越响、收费越高、参与治疗的医生名气越大、人数越多,医疗服务的质量就越低。作者对其原因进行了剖析:医疗服务的供给会自动诱导产生对其本身的需求,而缺乏系统性协调管理的、过度的服务反而会威胁健康。为了应对这一问题以及疾病谱改变对医疗模式改变的要求,健康维护组织和管理保健的概念被提出,并被付诸实践,还带来了90年代医疗费用增速的下降。然而因为规模的限制和参保人的迁移频繁,无法形成对参保人长期健康进行投资的激励机制,这种模式终告失败。

第九章提出目前的市场竞争不利于医疗质量的提升,不能解决美国的医疗危机。作者首先建议赋予所有美国退伍军人及其家属享受 VA 医疗服务的资格。

第十章中,作者进一步提出"VistA 健康共同体"的想法。他认为将有越来越多的州会强制全民参保以避免逆向选择的问题,建议在此基础上借鉴 VA 系统的庞大规模带来的医疗保险合同的长期稳定性,利用 VistA 健康共同体的签约病人吸纳濒临破产的医疗机构的服务能力,推行 VistA 医疗信息系统,形成覆盖全国的网络。如此能把竞争从压低成本、提高补偿,转入提升质量、控制成本的正轨,从而大大加强美国医疗卫生行业应对突发公共事件的能力，并改善医生的职业环境。对于个人，加入这种模式意味着医疗安全得到保障，费用更经济，获得更多预防保健服务，并能摆脱工作与医保挂钩的束缚；随着加入VistA健康共同体的人不断增加，即使不加入的人也能间接受益。最后，作者认为，化解美国医疗危机的关键在于克服已有的观念与偏见，推广美国本土产生的VA模式。

在后记中，作者针对关于VA模式中医疗信息隐私权问题的担忧做了详细的论述，指出医疗保健已经从个人行为变为公共品，医疗信息的隐私权也不再完全归属个人，并从参保人的角度分析指出了使用医疗信息系统利大于弊。

在我国医疗机构中，公立医院占绝大多数，牵涉众多方面的利益。公立医院的改革是新一轮医疗体制改革的重点、难点和热点。全球各国在此领域广泛的尝试为适合我国公立医院改革的探索提供了有益的借鉴。目前国内关于美国医疗服务体系的研究和讨论一般仅限于私立医疗系统或机构，而美国最大的公立医疗服务系统——退伍军人医疗系统却几乎是个盲点。因此本书中文版的出版将很大地纠正我国卫生政策研究领域及公众对美国医疗行业的片面理解，并为进一步借鉴国际经验提供基础。

本书中译本的出版离不开北京大学出版社陈莉编辑和梁勇编辑的鼎力支持。中国医学科学院的何煜、北京大学第一医院的张惺惺、北京大学第三医院的姜雪承担了部分章节的初译。何煜还为全书做了仔细的校对工作，使全书文字流畅易读。在此特别要感谢本书的总策划——北京大学中国经济研究中心的陈秋霖,从翻译之初到最终出版,每每遇到难关,他都倾力相助。简而言之,本书中文版的出版凝聚了几位深切关心中国医疗体制发展与改革的人的心血与友情。若读者能有所收获,则我们的努力都是值得的。最后,鉴于作者知识的限制,译作难免有诸多不足之处,还望谅解。

李玲　北京大学中国经济研究中心
徐进　北京大学中国卫生发展研究中心